디지털 헬스케어 전쟁의 저자, 노동훈이 알려주는 숙면 여행 안내서

코골이 남편,
불면증 아내

노동훈 지음

도서
출판 행복에너지

코골이 남편,
불면증 아내

초판 1쇄 발행 2021년 7월 15일

지 은 이 노동훈
발 행 인 권선복
편   집 오동희
디 자 인 오지영
전 자 책 오지영
발 행 처 도서출판 행복에너지
출판등록 제315-2011-000035호
주   소 (07679) 서울특별시 강서구 화곡로 232
전   화 0505-613-6133
팩   스 0303-0799-1560
홈페이지 www.happybook.or.kr
이 메 일 ksbdata@daum.net

값 18,000원
ISBN 979-11-5602-898-7   (03510)

코골이 남편, 불면증 아내

노동훈

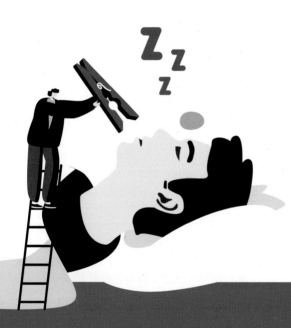

어젯밤, 안녕히 잘 주무셨습니까?
잠을 이루지 못하는 당신, 이제 불면증을 벗어나라!

당신의 꿀잠을 위해 알아야 할 잠에 대한 모든 것
의사 노동훈의 꼼꼼하고 친절한 수면 보고서!

도서
출판 행복에너지
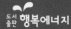

목차

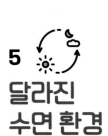

추천사

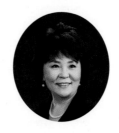

임영현 한국수면산업협회장

우리나라는 수면에 대한 부채가 큰 나라입니다.

잠을 많이 자는 사람을 게으른 사람으로 치부하는 사회였고 또 24시간 치열한 경쟁시대에 과로와 스트레스 속에서 참는 것이 미덕인 나라로 OECD국가 중 수면시간이 최하위인 국가에 속했습니다. 그러나 최근 전 세계에 걸쳐 수면산업이 크게 성장하며 슬리포노믹스Sleeponomics, Sleep+Economics와 슬립테크Sleeptech라는 신조어가 어색하지 않을 만큼 시장이 급성장하면서 삶의 질에 수면이 차지하는 비중이 과거와 비교할 수 없을 만큼 중요해졌습니다.

노동훈 원장님의 『코골이 남편 불면증 아내』 발간은 수면에 대한 올바른 정보와 바른 이해를 쉽고 빠르게 접할 수 있도록 우리를 이끌어 줄 것입니다. 행복한 수면 생활을 영위하는 데 큰 도움이 될 뿐 아니라 건강과 경쟁력 두 마리 토끼를 잡는 행운의 기회를 적극 추천드립니다.

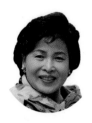

장순옥 장수돌침대 부회장

20대 첫아이 출산 후 산후조리를 제대로 못해 얻은 병으로 원적외선 치료, 파라핀 치료, 솔잎 찜질 등 안 해본 치료법이 없었습니다. 다리가 아파서 잠을 못 이룰 때면 다리에 고무줄을 묶었다 풀었다를 반복하기가 일쑤였습니다.

남편은 선조들의 지혜가 담긴 기왓장 치료법을 착안해 아픈 나를 위해 온돌침대를 개발해 선물했고 고온에서 땀을 흘리며 숙면을 취한 지 6개월 만에 통증이 점점 사라지고 지금은 완전히 건강을 되찾았습니다. 나와 같이 아픈 이들의 건강을 찾아주기 위해 온돌침대 제조판매를 시작하였고 오늘날의 장수돌침대가 탄생하게 되었습니다.

30년이 넘는 시간 동안 숙면이 얼마나 중요하고 인생의 큰 축복인지, 남편이 만들어 준 1호 장수돌침대를 쓰면서 깨달았습니다. 100만 명이 넘는 고객들이 그 침대에서 건강한 숙면 생활을 하고 계십니다.

노동훈 원장의 이 책은 불면증에 대한 이해를 넓혀, 여러분을 숙면의 길로 안내해 드릴 것입니다.

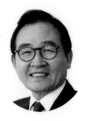

윤은기 한국협업진흥협회 회장/경영학박사

'잠이 운명을 바꾼다'

잠자는 것이 얼마나 중요한지를 나는 청년장교시절 공군에서 배웠다. 전투기조종사들은 비행훈련하기 전날에는 무조건 잠을 잘 자야 한다. 그 이유는 간단하다. 잠이 부족하면 사고로 이어질 수 있기 때문이다. 나는 한때 비행단장 부관으로 근무했는데 내가 모시던 분은 지덕체를 겸비한 훌륭한 장군이었다. 이분도 전투기 조종사 출신이다.

'비행뿐만 아니라 중요한 일을 앞두고는 충분히 잠을 자야 한다. 잠을 잘 자야 정확히 판단하고 결정할 수 있기 때문이다'라고 하셨다. 오래전 나는 『시테크』라는 책을 썼다. 스피드경영과 속도의 경제를 강조한 책이지만 수면시간의 소중함도 함께 강조하였다.

수면은 개인의 건강뿐 아니라 운명도 바꾼다. 『코골이 남편, 불면증 아내』를 통해 노동훈 원장이 제시하는 수면의 지혜를 잘 활용하기를 강력히 권유한다.

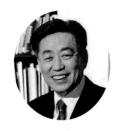

이금룡 (사)도전과 나눔 이사장

사단법인 도전과 나눔 이사장 이금룡입니다. 저는 삼성에서 22년, 벤처에서 22년의 조직 생활을 했습니다. 젊은 시절부터 지금까지 매일 신문을 읽고, 산업의 변화와 시대의 흐름을 따라 부지런히 살아왔습니다. 내 열정의 바탕에는 숙면이 있습니다.

사람이 80년을 산다고 하면, 1/3에 해당하는 24년가량은 잠자는 시간입니다. 산업화 시대에는 잠을 줄여 일하고 공부했지만, 4차 산업혁명 시대인 요즘은 무조건 잠을 줄이는 것이 능사는 아닙니다. 숙면을 취해야 생산성과 행복을 증진시키고 보다 현명한 의사결정을 내릴 수 있습니다.

노동훈 원장은 의사로, 요양병원 병원장으로 불면증 환자에 대한 이해를 바탕으로 치료를 했습니다. 그의 고민이 녹아 있는 책을 통해 불면의 원인을 파악하고 해결책을 얻으면 좋겠습니다. 다른 불면증 책과는 달리 수면 과학 sleep-tech과 수면 경제학 sleepo-nomics을 포함한 것은 노동훈 원장만의 차별화된 포인트입니다. 이제는 잠도 과학으로 관리하는 시대입니다.

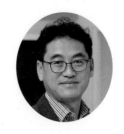

박무병 이지네트웍스 회장

'나는 앉을 수 있을 때 절대 서 있지 않고, 누울 수 있을 때 절대 앉아 있지 않는다' 포드 자동차를 만든 헨리 포드의 말입니다. 윈스턴 처칠은 '걸을 수 있는데 달리지 말라. 서 있을 수 있는데 걷지 말라. 앉을 수 있는데 서 있지 말라. 누울 수 있는데 앉아 있지 말라. 잠들 수 있는데 그냥 누워 있지 말라'고 했습니다. 아마존 창업자 제프 베조스는 '8시간 수면을 취할 때 나는 가장 능률적으로 일을 할 수 있다'고 했습니다.

이처럼 잠은 우리 삶에서 매우 중요합니다. 잠을 잘 자야 건강한 음식을 먹을 수 있고, 충분히 운동할 수 있습니다. 하루 8시간의 잠은 인생의 필수품이지, 절대 낭비가 아닙니다. 잠을 잘 잔 날은 머리가 맑고 효율적인 의사 결정을 할 수 있습니다.

이지네트웍스는 서울역, 용산역, SRT 수서역과 서울 지하철 9호선, 부산 지하철 1호선 등에서 대용량 공기청정기를 통해 시민들에게 맑은 공기를 제공합니다. 그리고 디지털 헬스케어 사업부를 출범시켜 노동훈 원장과 수면 연구를 하고 있습니다. 좋은 제품을 통해 국민에겐 숙면을 제공하고, 우리 사회가 밝고 건강해지길 바랍니다.

코골이 남편, 불면증 아내

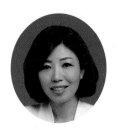

임옥영 ㈜임베스트 아임슬리핑 대표

누구나 하루 7~8시간 잠을 잡니다. 잠은 인간의 기본적인 욕구이자, 생존을 위한 수단입니다. 하지만 현대인들은 잠을 자지만 깊은 잠을 자는 사람이 드물고 만족할 만한 숙면을 하지 못한다는 사실을 기능성 수면용품 전문 회사를 운영하면서 다시 한번 확인할 수 있었습니다.

항상 '소비자와 잠만 연구한다'는 신념으로 최근에는 '수면Sleep과 뷰티Beauty' 기능을 접목한 '슬립&스킨케어 솔루션' 슬립스킨Sleepskin을 개발하였습니다.
콜라겐섬유로 만들어진 침구와 생활의류로 잠자는 동안, 잠자고 난 후, 그리고 일상생활까지 숙면과 피부건강으로 삶의 질을 향상시키고자 하고 있답니다.

잘 자는 것만으로도 충분히 건강하고 성공적인 삶을 살 수 있습니다.

『코골이 남편, 불면증 아내』를 통해 잘 자는 것이 행복한 인생을 위한 가장 경제적인 투자임을 확인하시기 바랍니다.

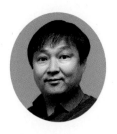

권태혁 슬립페어리 베개 포포레 대표

내가 아는 한 노동훈 원장님의 하루는 24시간도 부족해 보일 만큼 일 분 일 초도 허투루 사용되지 않습니다. 요양병원 원장님으로 병원경영과 의사 역할로도 시간이 부족할 텐데, 협회, 학회 등 각종 모임의 임원으로도 활동하면서 바쁜 시간을 쪼개어 트렌드에 뒤처지지 않게 유튜브 채널도 꾸준하게 운영하고 있습니다.

그 와중에 얼마 전에는『디지털 헬스케어 전쟁』이라는 책을 출판했을 때도 깜짝 놀랐는데 2쇄 인쇄가 나오기도 전에 불면증에 관한 책을 쓴다고 하니 도대체 이분은 언제 잠을 자는지 의문을 가질 수밖에 없습니다.『디지털 헬스케어 전쟁』을 보면 의사로서 높은 인문학 지식을 배경으로 빠른 변화에 어떻게 대처를 해야 하는지에 대한 필요성을 강조합니다.

저자가 가지고 있는 엄청난 열정과 자기 관리를 바탕으로, 그동안 쌓아 온 지식을 자양분으로 쓴 불면증에 관한 책이라면 불면을 경험하는 사람들에게 큰 도움이 될 것이라 자신합니다.

코골이 남편, 불면증 아내

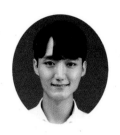

이동헌 에이슬립 대표

신종 코로나바이러스 감염증(코로나19) 사태가 장기화하면서 환경적 방역뿐 아니라 심리적 방역에 대한 중요성이 대두하고 있습니다. 우울감, 무력감 등으로 인한 일명 '코로나 블루'를 호소하는 사람이 늘고 있으며, 불면증을 포함한 수면장애가 대표적입니다.

에이슬립은 Wi-fi기반 비접촉 측정 기술 및 특화된 수면 분석 AI 로 합리성과 정확도를 높인 올데이 수면 관리 솔루션입니다. 수면 을 측정하고 분석하며 개인 맞춤 수면 관리를 통해 나쁜 수면 습관 을 줄이고, 규칙적이고 건강한 수면을 유도합니다. 에이슬립은 건 강한 수면을 연구합니다.

이러한 현 시대에, 노동훈 원장님의 책에 녹아있는 불면증에 대한 엄청난 의학적 통찰과 현대의학의 최신 치료법들은 어디서도 얻을 수 없는 귀중한 보물입니다. 노동훈 원장님의 책을 통해 수면의 문 제를 겪고 있는 많은 분들이 수혜를 보시고, 꿀잠으로 이어지시길 바랍니다.

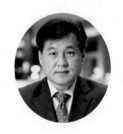

김두환 루즈오르골 대표

150년 역사의 스위스 루즈오르골은 맑고 청아한 음색으로 유명하지만 루즈오르골 특유의 자연치유효과는 미국/일본의 의학계에서도 인정을 받고 있는데, 대표적인 게 불면증 치유효과입니다. 루즈오르골을 틀면 3.75Hz~10만Hz의 부드러운 오르골 소리가 들리는데, 점점 느려지는 오르골 소리는 부교감신경을 우위로 오게 하여 심신을 자연스럽게 이완시켜 잠에 들게 합니다.

코로나 때문에 지금은 모든 사람들이 힘든 시기라 평소보다 더 많이 가족들을 사랑해야 하고 더 많이 자신을 관리해야 합니다. 사랑하려면 책임이 따라야 하는데 그 첫 번째가 건강한 심신이며, 잘 먹고 잘 자는 것입니다.

카네이션요양병원을 운영하며 다년간 수많은 환자들의 불면증 원인과 치료를 연구하며 체득한 노동훈 원장님의 불면증에 대한 노하우는 오늘도 잠 못 이루는 여러분에게 확실한 해결방안이 될 것이라 생각합니다.

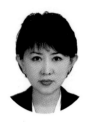

김신실 메타헬스케어(주) 대표이사

불면증 전문가들은 어떤 원인으로든 불면증이 시작되면 3주를 넘기지 말아야 된다고 합니다. 3주를 넘기는 불면증은 만성화되고 괴로운 불면증으로 진행되기 때문입니다.

메타헬스케어의 '마인드인' 서비스는 전정감정반사 이론을 기반으로 인체의 균형을 유지하는 신체 에너지 변화와 미세한 움직임 등을 파악해 1분 정도의 시간에 뇌 피로도, 스트레스, 집중력, 우울, 불안 등을 검사합니다.

마인드인 서비스는 의학 진단이 아닌 스크리닝 검사지만, 평소 꾸준히 시행하면 마음 상태를 알 수 있습니다. 평소에 스트레스나, 우울감을 미리미리 측정해보면서 해소할 수 있는 자신만의 솔루션을 찾는 노력이 중요합니다.

『코골이 남편, 불면증 아내』를 통해 건강한 스마트 라이프를 즐길 인사이트를 얻으시기 바랍니다.

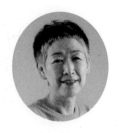

이광희 한국수면건강진흥원 원장/이광희금침 대표

이광희 금침은 80여 가지 자연 미네랄 성분을 1300도 가마에서 세 번을 구워 메디컬 섬유를 만들었고, 서울대학교, 국가공인기관 등 의 임상실험을 통해 특허청에서 인정을 받았습니다. 메디컬 섬유 는 숙면 효과와 면역성과 체질 개선, 지방 분해 및 비만 치료, 숙변 제거 및 변비 해소, 아토피, 새집증후군 등에도 효과가 있습니다.

노동훈 원장은 메디컬 섬유의 효능을 알고 난 뒤, 메디컬 섬유로 의사 가운을 요청했고, 제작했습니다. 노동훈 원장은 메디컬 섬유 가운을 입고 진료를 본다고 알고 있습니다. 메디컬 섬유는 생소한 지자기 방식을 활용해, 건강과 숙면에 도움을 줍니다.

수면 장애를 겪는 많은 분들이, 『코골이 남편, 불면증 아내』를 통해 회복되고 삶이 윤택해지길 바랍니다.

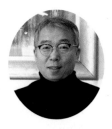

유영호 ㈜티앤아이 대표/가누다 베개

안녕히 주무셨어요? 흔히 하는 인사이지만 숙면의 중요성이 내재
된 안부 인사말이기도 합니다. 하루 3분의 1 수면시간, 우리는 얼
마나 건강하고 바르게 잠을 자고 있을까요?

몸과 마음을 가다듬고 자세를 추스려 바로잡는다는 순우리말 '가누
다'에서 따온 가누다 베개 역시 '깨어 있는 시간의 컨디션은 수면의
질質로부터 시작된다'는 생각을 바탕으로 고안해 낸 브랜드입니다.

노동훈 원장의 책은 단순히 수면의 중요성이 아닌 잠을 잘 자는 방
법, 즉 수면건강을 위한 해답을 주는 책입니다. 지금도 숙면을 위
해 끊임없이 연구하는 수많은 이들과 불면증으로 고통 받는 모든
분들에게 수면건강에 대한 도움이 되길 바랍니다.

오늘도 안녕히 주무세요! 라는 인사와 함께 『코골이 남편, 불면증
아내』를 추천합니다.

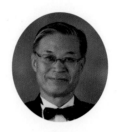

한영섭 인간개발연구원 원장

경제, 사회적으로 성공한 분들을 만나 보면 얼굴들이 환하면서 편안해 보이는 분이 많다. 특히 신앙생활을 통해 내공이 쌓이고, 마음이 안정된 리더들의 경우는 더욱 그런 면이 많다.

그러나 욕심이 많아 무리한 투자로 손해를 보았거나 과욕으로 노심초사하는 분들의 얼굴을 보면 불안과 찡그림이 많아 보인다. 더욱 불안초조한 마음이 길어지다 보면 불면까지 와서 몸이 급격히 쇠약해져 쓰러지는 경우를 많이 보아왔다.

그러나 운동으로 마음을 안정시키고 잠을 푹 자고 나면 정신이 맑아져서 새벽에 일어나도 하루종일 일하는 시간이 즐겁고, 기운찬 모습을 가질 수 있다. 최종의 승자가 되려면 자기건강을 다지고 건강장수를 이루어야 한다. 이렇게 건강할 때만이 가정과 사업이 편안하게 될 수 있고, 실패를 줄일 수 있다.

잠이 보약이라는 말이 있듯이 충분한 수면을 취할 수 있다면 건강과 행복한 가정을 지킬 수 있다. 100세 건강시대의 삶을 위해 나와 우리 주변에서 잠을 잘 못 이루는 불면증을 치유할 방법을 알려주는 전문가 의사의 조언이 담긴 『코골이 남편, 불면증 아내』를 통해 해결해 나가길 추천한다.

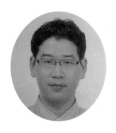

김태효 동아대학교 비뇨의학과 교수

나는 비뇨의학과 의사다. 수면에 대해서는 25년 전 의과대학을 졸업하고 난 후 공부해본 적도 없고, 20년 동안 비뇨의학 전문의로 살아와서, 수면에 대해서는 딱히 할 얘기는 없다. 하지만, 노동훈 작가에 대해서는 할 말이 많다.

이미 의료분야에서 IT 산업에 대한 연구를 통해 『디지털 헬스케어 전쟁』을 집필하였고, 이제는 수면에 대한 책을 완성하였다. 『디지털 헬스케어 전쟁』을 통해 많은 공부를 할 수 있었듯이, 노동훈 작가의 수면에 대한 책은 이미 큰 기대를 하고 있다.

비뇨의학과를 하다 보면, 야간뇨로 인해 잠을 못 자는 분들이 많다. 단순히 배뇨횟수를 줄이고, 소변을 편하게 할 수 있도록 약을 처방하면서, 환자의 수면이 좋아지기를 기대한다. 수면에 대한 좀 더 많은 지식을 이 책을 통해 습득하고, 진료실에서 환자들에게 더 많은 얘기를 해 줄 수 있게 되기를 기대한다.

노동훈 작가, 노동훈 비뇨의학과 전문의… 항상 기대하고, 항상 응원한다.

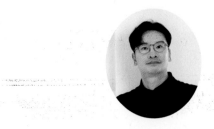

송범근 ANSSil(앤씰 스트링매트리스) 대표

당신이 생각하는 좋은 잠은 무엇입니까?

하루가 다르게 빨라지고 오늘보다 내일이 더 바쁜 일상을 살아가는 우리는 지금, 숙면이 고픕니다. 수면은 일상에 지친 삶에 균형을 가져다주는 중요한 역할을 합니다. 불면은 우리 삶의 균형을 빼앗아 가며 만병의 근원이 됩니다.

수면 헬스케어 산업이 사회 변혁의 중심에 있으며 의사와 의료기관 중심이었던 헬스케어가 이제 개개인의 디바이스와 연계한 환자의 고유한 특성에 적합한 맞춤 의학Personalized으로 옮겨가고 있습니다.

노동훈 원장의 『코골이 남편 불면증 아내』는 이러한 패러다임의 변화를 정확히 예측하고 보여주며 준비할 수 있는 지침서가 될 것입니다.

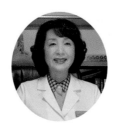

최정원 유튜브 허준 할매 TV/한의학 박사

허준 할매 최정원입니다. 1년 전부터 시작된 허준 할매 유튜브를 통해 한의학을 쉽게 알려드리고 있습니다. 한의사로서, 3년간 불면증을 경험한 불면증 환자로서 불면 회로를 깨뜨리는 법, 수면제 없이 꿈나라로 가는 법, 꿀잠 비법, 불면증을 없애고 행복해지는 식품 7가지 영상을 올렸고, 많은 조회수를 갖고 있습니다.

『코골이 남편, 불면증 아내』는 흥미로운 내용으로 가득한데, 특히 수면 과학sleep tech과 수면 경제sleeponomics가 있습니다. 수면을 이루는 조건은 빛, 온·습도, 소리인데, 수면 제품을 통해 숙면을 위한 최적의 환경을 만드는 것은 노동훈 원장의 독창적인 방법이라 생각합니다. 과거보다 많은 수면 제품이 있다는 사실에 놀랐습니다.

『코골이 남편, 불면증 아내』책을 통해 수면에 대한 이해를 높이고, 각자에 맞는 수면 솔루션을 찾으시길 바랍니다. 노동훈 원장의 책 출간을 진심으로 축하드립니다.

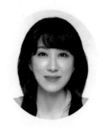

염혜진 작가/약사

노동훈 원장님을 처음 뵙고 든 생각은 기존의 제 편견을 깬 원장님 이라는 것입니다. 병원에서 만난 권위적인 몇몇 선생님들과 다르 게 친절하고 늘 공부하시는 모습이 어느 청년과도 비교할 수 없이 멋진 분이셨습니다.

노동훈 원장님의 전작『디지털 헬스케어 전쟁』에서 앞으로 의료계가 나아갈 방향을 제시했다면, 이번 책『코골이 남편, 불면증 아내』는 잠에 대한 바른 문화를 정착시키는 데 일조할 것으로 생각됩니다.

제 주변에는 불면으로 고생하시는 분들이 있습니다. 그분들에게 실질적이고 즉각적인 도움이 되길 바랍니다. 많은 분들이 이 책을 읽고 불면의 밤을 멀리했으면 좋겠습니다.

그리고 청년 의사 노동훈 원장님의 깊은 매력에도 빠져 보시길….

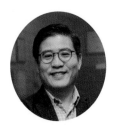

조영탁 휴넷 대표

저희 휴넷에서는 직원들에게 낮잠을 장려하고 있습니다. 16년째
계속하고 있는 휴넷 혁신 아카데미, 이번 달 마지막 주에는 직장인
의 수면의 질에 관한 주제로 특강을 듣기로 했습니다.

잠을 덜 자고 시간을 아껴 더 열심히 일하라고 할 것 같은 직장에
서 왜 이렇게 잘 자는 것에 대한 관심을 많이 가지고 있을까요?
7-8시간의 숙면과 15-20분 정도의 낮잠이 생산성 향상에 크게
영향을 미치기 때문입니다.

이 세상 누구보다도 부지런하고 또 최고의 생산성을 보여주시는
노동훈 원장이 전문적인 지식과 더불어 스스로의 체험과 실험을
통해 살아있는 경험을 바탕으로 녹여 쓴 수면에 관한 이 책이 불면
에 시달리고 있는 수많은 대한민국 직장인과 학생들에게 한 줄기
빛이 될 것이라 믿고 강력히 추천합니다.

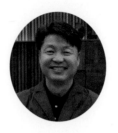

이윤환 경도/복주 요양병원 이사장

안녕하세요. 안동과 예천의 경도/복주 요양병원을 운영 중인 이윤환 이사장입니다. 저는 10여 년 이상 요양병원을 운영하면서 존엄 케어를 위해 노력하고 있습니다. 존엄한 노후를 위해 요양병원에서 해야 할 일이 무엇일까요. 첫째 잘 드시고, 둘째, 잘 배변하시고, 마지막으로 잘 주무시는 것입니다.

이를 위해 경도/복주 요양병원은 채광이 좋고 환기가 잘되며, 어르신들이 산책할 수 있는 병실 공간을 마련했습니다. 이 모든 것은 낮에 활동을 늘리고, 잘 주무시도록 하기 위함입니다.

이번에 노동훈 원장이 쓴 『코골이 남편, 불면증 아내』는 우리에게 소중한 잠의 의미를 알리고, 잠을 잘 자기 위해 해야 할 것과 피해야 할 것, 그리고 수면 기술(sleep tech)을 통해 독자 여러분을 숙면의 세계로 안내할 것입니다.
책의 후반부에 다양한 숙면제품들에 대한 전문적인 평가 또한 소개되고 있어 좋은 잠을 원하시는 분들에게 큰 도움이 될 것이라 생각합니다.

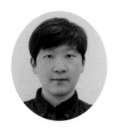

김태성 케어링(주) 대표

1964년 미국에서는 17세의 고등학생이 학교 과학실습으로 특이한 실험에 도전했습니다. 바로 얼마나 잠을 참을 수 있는가였습니다. 12월 28일 오전 6시에 잠에서 깬 그는 다음 해가 되도록 한숨도 자지 않고 264시간(11일간)이라는 최장 기간의 불면 기록을 수립했습니다. 그러나 실험 도중 4일째에는 망상이 나타나고 7일째에는 언어장애가 생겨나는 것을 경험하게 되었습니다. 그만큼 잠은 인간에게 있어서 너무나 중요한 가치입니다.

제가 하는 사업인 방문요양에서도 잠은 중요한 화두입니다. 아프신 어르신들에게 수면의 질을 높여드리는 것은 매우 중요하기 때문입니다. 제가 이 책을 통해서 얻은 수면에 관한 인사이트를 모든 분들이 얻어 가실 수 있기를 희망합니다.

머리말

    1994년 힘들게 입학한 대학에서 술과 당구로만 시간을 보내던 나는 학사 경고를 받았다. 부모님께서는 내심 ROTC를 권하셨지만 이유 없는 반항으로 공군 사병으로 지원했다. 군 생활에서 단체 생활을 한다는 어려움을 알게 되었고, 부모님께서 나를 '열심히 뒷바라지해주셨구나' 하는 것을 느꼈다. 1996년 상병이 되자 약간의 여유가 생겨 국방일보나 조선일보 등 신문을 보며 세상의 변화를 알려 했다. 신문 광고에 나온 책을 PX 서점에 부탁해 주문했는데, 서울에서 나온 책은 1달 정도의 시차를 두고 대구에 오는 것 같았다.

    당시 감명 깊게 읽었던 것은 조선일보의 영어 만화『레미제라블』과 『로미오와 줄리엣』이었다. 고전을 읽어본 적이 없었던 나는 새 연제가 나오길 기다렸고, 레미제라블의 주인공 장발장처럼 살고 싶다는 생각과 로미오와 줄리엣처럼 뜨거운 사랑을 경험하길 원했다. 자연스럽게 다음 책을 읽게 되었는데, 윤은기 한국 협업진흥협회 회장의 책을 읽으며, 자본이 지배하는 시대를 예상했다. 개인으로 할 수 있는 것은 전문직 선택이란 판단을 했다. 당시 군 제대 후

의대, 한의대를 가는 선배가 있었다. 졸업했던 심인고등학교 교무실에 전화를 걸어, 구○○ 담임 선생님과 통화했다.

"선생님. 다시 수능시험을 봐서 의대를 가고 싶습니다."
"아서라, 고등학교 때나 열심히 하지."

선생님의 대답에 고등학교 때 열심히 하지 않은 후회가 들었다. 그리고 나의 불면은 시작되었다.

전자시계 버튼을 누르면 노란색 불이 들어와 시간을 확인할 수 있었다. 마지막으로 확인한 시간은 언제나 새벽 2시였다. 군대에서는 오전 6시에 기상과 점호를 한다. 일과를 마치고 내무반에 복귀한다고 자기도 어려웠다. 불면의 괴로움은 지속되었다. 옆의 전우는 코를 골고 깊이 잠들었는데, 나는 왜 잠을 이루지 못할까.

PX 서점에서 일본 책을 번역한 불면증 책 3, 4권을 읽었다. 책에선 이완 요법이나 호흡법을 설명했다. 신체의 말단에 긴장을 풀고 이완된 근육이 천천히 머리 쪽으로 올라온다는 암시를 제안했다. 호흡도 몇 초를 들이쉬고, 내쉬고를 반복했다. 잠시 효과가 있는 듯했으나, 의대를 가야겠다는 힘든 과제 앞에서 쉽게 잠들지 못했다. 포켓 사이즈 『리더스 다이제스트』라는 책에서 '멜라토닌' 호르몬을 알게 되었다. 낮에 햇볕을 쬐면 생성되고 수면에 도움이 된다는 내용이었다.

병장으로 진급하니 약간의 자유가 생겼다. 부대 내 행정업무를 하던 나는 삽과 곡괭이를 들고 후임과 함께 일했고, 일과 후에는 동기생 정동식과 연병장을 뛰었다. 낮에 몸을 움직이고 땀 흘리니 밤에 잠이 왔다. 1년 반 이상 나를 지켜보셨던 한○○ 선임하사님은 수능 공부하는 것을 허락해 주셨다. 다음 날 일과에 방해되면 안 되니, 11시까지로 제한했지만 독서실을 개방한 것이다.

나의 불면증은 이렇게 치료되었다.

낮에 몸을 쓰고 밤에 미래 계획을 실천하니 근심 걱정이 사라지고, 숙면을 취할 수 있었다.

이후 의과대학을 진학하고, 힘든 인턴과 레지던트 생활에서 다시금 불면을 경험했으나 이제는 나만의 숙면법을 찾았다.

처음 책 『디지털 헬스케어 전쟁』을 쓰고 나니 사람들이 묻는다. "잠은 언제 자는지?" 나의 대답은 이렇다. "저는 머리만 대면 바로 잡니다. 아침에도 일찍 일어나서 일과를 시작합니다." 그러면서 깨달았다. 나의 활동은 숙면이 바탕이 되었구나. 밤에 잠을 잘 자니 낮 시간을 충실히 보낼 수 있다. 더 많은 업무를 효율적으로 하게

코골이 남편, 불면증 아내

된 것이다.

7시 30분에 출근해서 2개의 경제신문을 보고, 좋은 내용은 페이스북에 올린다. 9시 30분 병원 회진을 돌고 처방을 한다. 각 부서의 실무자와 병원의 발전 방향에 대해 논의하고, 지시 사항과 보고를 듣는다. 여유 시간이 있으면 책 읽기와 글쓰기를 병행한다.

이런 나의 활동이 가능했던 이면에는 숙면이 있었다.

2019년 중국에서 시작된 코로나 19로 사람들은 극심한 스트레스를 겪었다. 2020년 전염성 질환을 많이 보는 안과, 이비인후과, 소아과는 환자가 급감했다. 손 씻기와 마스크 착용, 사회적 거리두기 등으로 감염성 질환이 줄어든 것이다. 정신과만 매출이 늘었는데, 코로나 블루corona blue로 불리는 우울증 환자가 늘었기 때문이다. 경제는 위축되고 사람과 교류는 줄어들었다.

내가 제대하던 1997년 11월. 미셸 캉드쉬라는 사람이 IMF를 선언했다. 군에서 제대 후 멋진 크리스마스를 기대하던 나는 캄캄한 밤거리, 조용한 시내를 봤다. IMF 때 얼마나 많은 사람들이 경제적으로 힘들어했고, 가족이 해체되는 경험을 했던가. 코로나19가 널리 퍼진 2020년 겨울도 그때와 유사하다. 사람들은 외부 활동을 줄이고, 밤거리는 조용하다.

우울증 환자가 늘면, 우울증의 나쁜 친구 불면증이 따라온다. 코로나 위기를 극복하려 많은 분들이 노력하기에 우울증과 불면증의 심각성을 모르지만, 많은 사람이 불면으로 고생하리라는 것을 알 수 있었다. 불면증에 대한 실질적 해법과 새로운 수면 기술(디지털 불면 치료제, 디지털 숙면 패턴 분석, 새로운 기술이 적용된 수면 제품)을 소개해, 불면의 괴로움을 해결하고 싶었다.

내 책이 2021년 우울증과 불면으로 고생하시는 분들께 자그마한 위로의 말과 숙면을 드리길 바라며….

2021년 카네이션 병원 원장실에서
노동훈

코골이 남편, 불면증 아내

깊이 잘 자는 것은
몸과 마음에 가장 좋은 보약이다

노동훈(1976~)

2000년 초반 '잠을 잊은 그대에게'라는 프로가 있었다. 두 명의 진행자가 도서관에서 밤늦게 공부하는 학생을 찾는 코너로, 유재석 씨가 국민 MC로 발돋움하는 데 큰 역할을 했던 프로그램이다. 2017년 같은 코너를 리메이크(해피투게더)하기도 했다. 이런 프로그램의 인기 요소엔 학생은 밤늦게 공부하는 게 좋다는 암묵적 메시지가 있는 것 같다.

"학생이 밤늦게까지 공부하는 것은 자발성이 바탕되어야 한다."

나는 대학병원 레지던트 2년 차부터 자정과 새벽 1시까지 독서를 했다. 책을 읽고 배우고 익히는 것이 좋아 자발적으로 했다. 그때의 독서는 내가 인생 후반전을 살아가는 큰 힘이 되었다. 반면 대한민국의 학교와 학부모의 생각은 다른 것 같다. 국, 영, 수를 바탕으로 사탐/과탐을 잘해서 명문대를 가야 하니 잠을 줄여서 억지(비자발적) 공부를 시킨다.

1990년대 중반 대구의 고등학교는 대부분 밤 10시까지 야간 자율학습을 시켰다. 내가 졸업했던 심인고등학교는 자율학습이 없었으나, 열정적이던 담임선생님의 강제로 2학년 5, 6반 2개 반만 10시까지 자율학습을 했다. 당시엔 반항심으로 삭발 투쟁까지 했던 친구가 있었다. 강제 자율학습을 했던 2개 반의 학업 성취와 반 평균 점수가 올랐는지 궁금하다. 고등학교 친구인 김도완은 강제 공부의 효과가 적었다고 기억한다. 시간이 오래되어 확인할 길이 없어 아쉽다.

불면증 책을 쓴다니 연락이 왔다. 민지(가명) 씨는 학교 교사이며 어렸을 때부터 잠을 제대로 못 자 '전신성 홍반 루프스'(피부 및 관절, 여러 장기에서 다양한 증상을 보이는 자가면역 질환)에 걸린 것 같다고 한다. 초등학생 때 시험 범위를 암기하지 않으면 부모님은 잠을 재우지 않았고, 고등학생 때 밤 12시에 야간 자율학습을 마치고 독서실에서 새벽 1, 2시까지 공부하고 다음 날 아침 7시 30분까지 등교했다고 한다.

민지 씨는 초등학생 때 롤러스케이트 시 대회 2등, 중학생 때 체력장 1급으로 체력이 좋았다. 그러나 고등학생 때 체력이 떨어져

코골이 남편, 불면증 아내

체력장 최하 등급을 받았다. 지금은 루프스의 영향도 있지만, 교무실에서 일하다 컴퓨터 자판에 손을 올린 채 잠들었던 경험이 있을 정도로 체력이 나빠졌다. 민지 씨는 키가 작다고 하는데 성장기에 제대로 잠을 못 자는 등 오랫동안 굳어진 불규칙한 수면 습관이 원인이 아닐까 생각한다.

민지 씨는 임용고시를 준비할 때 부모님의 영향에서 벗어날 수 있었다. 밤 10시가 넘으면 취침하고 새벽에 수영 다니고, 낮시간 집중해서 공부했다고 한다. 기간제 교사로 근무하고 중간중간 짬내서 준비했지만 숙면을 바탕으로 집중했기에 한 번에 임용고시를 붙었다. 민지 씨는 강조했다. "잠을 줄여야 공부를 잘한다는 생각은 잘못되었다. 잠이 부족해 정신이 맑지 않으면 10시간을 공부해도 효과가 적다. 잠을 안 재우는 것은 가정 폭력이다."라고.

영국 국민건강보험NHS과 미국 수면 재단NSF이 권고하는 8시간 수면의 근거는 무엇일까.

많은 연구와 수백 편의 논문은 한 가지 사실을 강조한다. 잠을 적게 자거나 지나치게 길게 자는 이들은 '병을 앓고 있을 가능성이 많고, 수명이 짧다'는 것이다. 잠을 적게 자서 병에 걸리는 것인지, 건강하지 않은 생활 습관을 가진 사람이 잠을 적게 자는지는 분명하지 않다. 하지만 '하루 6시간 이하 혹은 10시간 이상 잠을 자는 사람은 평균적으로 건강하지 않다'는 사실은 분명하다.

2017년 영국 런던의 '레이니 일레노어 홀스' 학교는 전교생에게 알람시계를 나눠주었다. 스마트폰 사용으로 늦게 잠들고, 불면으로 고생하는 문제를 해결하기 위해서다. 전교생 700명은 '세계 정신건강의 날'을 맞아 알람시계를 선물받고, 불안감 없애기 교육도 받았다. 한베리 교장은 "충분히 자지 않으면 학습 효과가 떨어진다. 신경 독소가 쌓인 뇌는 잠을 자야만 다시 깨끗해진다"고 했다.

영국에서는 청소년에게 1시간 더 자게 하니, 청소년 관련 범죄가 줄었다는 보고도 있다.

수면 부족은 우리 몸을 망가뜨린다. 건강한 성인도 며칠 연속 적정 시간 잠을 못 자면 예비 당뇨병 진단을 받을 수 있다. 수면이 부족하면 백신 효과도 낮게 나타난다. 수면 부족이 면역 체계를 억제해 감염 위험을 증가시키기 때문이다. 잠이 부족하면 배고픔을 느끼는 '그렐린' 호르몬이 과잉 생산되고, 포만감을 느끼는 '렙틴'이 부족해 비만 위험이 높아진다. 신경 독성 물질 배출이 안 되어 인지기능 저하와 치매 위험이 높아진다.

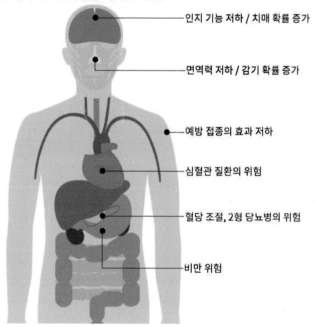

수면 부족이 신체에 미치는 영향

- 인지 기능 저하 / 치매 확률 증가
- 면역력 저하 / 감기 확률 증가
- 예방 접종의 효과 저하
- 심혈관 질환의 위험
- 혈당 조절, 2형 당뇨병의 위험
- 비만 위험

불면증의 개념은 아래와 같다.

1. 밤에 잠들기 어렵거나 숙면을 취하지 못하거나 아침에 지나 치게 일찍 깬다.

2. 수일이나 수주 동안 잠을 제대로 못 자는 급성 불면증acute insomnia)과 한 달 이상 지속되는 만성불면증chronic insomnia으로 나뉜다.

불면증의 DSM-5 진단 기준은 다음과 같다.

A. 수면의 양이나 질의 현저한 불만족 감으로 다음 중 한 가지 이상의 증상과 연관됨

① 수면 개시의 어려움(아동의 경우 보호자의 중재 없이는 수면 개시가 어려움으로 나타나기도 함)

② 수면 유지의 어려움으로 자주 깨거나 깬 뒤에 다시 잠들기 어려운 양상으로 나타남(아동의 경우 보호자의 중재 없이는 다시 잠들기 어려운 것으로 나타나기도 함)

③ 이른 아침 각성하여 다시 잠들기 어려움

B. 수면 교란이 사회적, 직업적, 교육적, 학업적, 행동적 또는 다른 중요한 기능 영역에서 임상적으로 현저한 고통이나 손상을 초래함

C. 수면 문제가 적어도 일주일에 3회 이상 발생함

D. 수면 문제가 적어도 3개월 이상 지속됨

E. 수면 문제는 적절한 수면의 기회가 주어졌음에도 불구하고 발생함

F. 불면증이 다른 수면-각성장애(예; 기면증, 호흡 관련 수면장애, 일주기 리듬 수면-각성장애, 사건수면)로 더 잘 설명되지 않으며, 이러한 장애들의 경과 중에만 발생하지는 않음

G. 불면증은 물질(예: 남용 약물, 치료약물)의 생리적 효과로 인한 것이 아님

H. 공존하는 정신질환과 의학적 상태가 현저한 불면증 호소를 충분히 설명할 수 없음

미국수면의학회AASM는 수면시간과 건강의 상관관계를 분석한 다수 연구를 근거로 수면 가이드라인을 만들었다. 적정 수면시간은 낮잠을 포함해, 4~12개월 영아는 12~16시간, 1~2세 어린이는 11~14시간, 3~5세는 10~13시간, 6~12세는 9~12시간. 13~18세 청소년은 8~10시간이다. 가이드라인에서 소아 청소년이 적정 수면시간을 지켜야 집중력, 행동, 학습, 기억, 감정 조절, 삶의 질, 정신건강이 향상되어 건강한 생활을 할 수 있다고 강조한다.

한 연구에서는 충분한 수면시간을 갖지 못한 소아 청소년에게서 자해, 자살 생각, 자살 시도 위험이 증가하고, 수면 부족이 극단적 상황까지 이어질 수 있다고 경고한다. 반대로 권고한 시간보다 많이 자도 고혈압, 당뇨, 비만, 정신건강 질환 등 건강에 문제가 생길 수 있다고 한다.

분당 차의대 채규영 교수는 '최적 수면 시간을 권고한 여러 발표가 있지만, 국내에는 큰 영향이 없을 것'이며, 충분한 수면을 위한 시스템이 필요하다고 했다. '수면 부족으로 인한 신체, 정신적 문제로 내원하는 아이가 있다. 부모에게 충분한 잠이 중요하다고 강조하지만, 절반 정도만 수면 패턴을 교정한다'며 '잠을 충분히 자지 않으면 행복한 삶은 없다. 행복한 삶에 필수 요소가 잠'이라며 수면의 중요성을 강조했다.

2009년 서울대학교 의과대학 3학년 학생을 대상으로 생활 습관과 수면 형태가 학업 성적에 미치는 영향을 분석했다. 서울대 수면 의학센터 정도언 교수팀(이진성 전문의, 신서연 전공의)은 서울의대 3학년 학생의 수면 양상을 평일, 휴일로 나눠 수면 습관, 피츠버그 수면 질 지수PSQI와 학업 성적을 조사했다. 주관적인 수면 질이 좋은 군이 학업 성적이 높았고, 성적은 나이, 하루 흡연량과 총 흡연량, 평일 및 휴일 수면, 수면 잠복 시간 등과 반비례 관계가 있었다. 수면의 질이 나쁘면 학업 성적도 나쁘다.

코골이 남편, 불면증 아내

직장인도 마찬가지다. 단기 프로젝트로 잠을 줄여 목표를 성취하는 것은 가능할지 몰라도, 개인 적정 수면시간을 줄여 일하면 몸이 상한다. 일과 삶, 수면의 밸런스가 필요하다. 개인의 적정 수면을 찾는 방법은 쉽다. 간단한 수면일지를 작성하거나 스마트폰 앱을 활용해 수면시간을 확인한다. 낮시간 활기차게 활동한 날과 그렇지 않은 날, 주변 사람과 관계가 좋았던 날과 그렇지 않은 날을 확인한다. 그리고 수면과 하루 컨디션을 비교하면 된다.

우리가 일하고 관계를 맺는 것도 행복한 삶을 위해서다. 무엇이 진정 중요한지 알면, 생활을 바꿀 수 있다. 이 책으로 독자분들에게 쉽고 실질적인 숙면 방법을 제시하고 싶다.

1

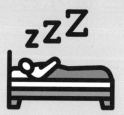

왜 잠을
자야 하는가

잠을 못 자면
이런 일이 생긴다

우리는 인생의 3분의 1을 잠으로 보낸다. 20년 전 '4당 5락'이란 말이 있었다. 학력고사에서 수능으로 바뀌면서 사라진 말이지만, 4시간을 자면 대학에 합격하고, 5시간 자면 떨어진다는 말이다. 나는 94학번으로 수능 첫 세대였고, 고교 1, 2학년 때는 학력고사와 수능 모의평가를 병행했다. 선생님들도 잠을 줄여서 공부하라는 말을 많이 하셨다. 학력고사는 암기 위주의 공부라, 잠을 줄여 많이 암기하면 좋은 대학에 입학할 수 있었다. 서울대학교를 몇 명 보내는가에 따라 고등학교 서열이 매겨지던 시절이었다.

2019년 5~7월 초등학교 4학년 이상 초/중/고교생 8천 201명 (남학생 4천261명, 여학생 3천940명)과 교사 310명을 대상으로 수면시간을 조사했다. 그 결과 한국 청소년의 평균 수면 시간은 약 7시간 18

코골이 남편, 불면증 아내

분이며, 청소년의 절반 이상이 수면 부족에 시달린다고 한다. 초등학생은 8시간 41분, 중학생 7시간 21분, 고등학생은 6시간 3분으로 나타났다. 미국 수면 재단이 권장하는 수면시간은 10대 청소년 기준 8~10시간이다. 경제협력개발기구OECD 국가의 평균 수면시간(8시간 22분)과 비교하면 한국 청소년의 수면시간은 짧은 편이다.

아주대학교 심리학과 김경일 교수는 '한국인은 세계적 기준으로 낙천성 최하위'라 한다. 아난다마이드Anandamide는 기분을 좋게 하고 사람을 낙천적으로 만든다. 이 호르몬은 '즐거움, 기쁨, 행복'을 의미하는 산스크리트어 'ananda'에서 유래했다. 한국인의 아난다마이드 수치는 전 세계 최저 수준(75개국 아난다마이드 측정 결과 1위는 나이지리아, 한국은 최하위 수준)이며, 한국인이 행복하려면 더 많은 것을 가져야 한다는 의미다. 그래서 한국인은 성취를 위해 잠을 줄인다.

우리는 부지런하지 않은 사람을 미워한다. 열심히 공부하고 부지런히 일하는 것은 미덕이고, 잠을 많이 자는 것은 죄악이라 생각한다. '너 잠이 오냐?'라는 말은 질타의 의미다.

인간을 가장 확실하고 잔인하게 괴롭히는 것은 잠을 안 재우는 것이다. 의과대학 본과시절, 뒤에서 손가락 꼽을 정도의 성적이지만 목요일과 금요일은 밤을 새웠다. 매주 토요일 아침에 치르는 시험에서 유급을 당하지 않도록 해주는 마지노선이 목요일, 금요일의 밤이었다. 의과대학 1, 2등을 에이펙스(apex, 꼭대기/정점)라 불렀다. 그들은 월요일 밤부터 도서관에서 늦게까지 공부했다. 그들은 나와 완전히 다른 종류의 사람이었다.

유럽에 관광을 간 한국인은 여행 중에도 근면 성실한 근로자 같다. 새벽 4시 30분에 일어나 일과를 시작하고, 약속 시간에 늦으면 따가운 눈총을 받는다. 유럽 렌트카 업체는 1주간 렌트카 주행 거리를 보면 한국인을 알 수 있다고 한다. 한국인은 압도적 운행 거리를 보인다. 한국인은 좋은 머리로 부지런히 일했고 낙천성과는 거리가 멀다. 그러한 근면 성실함으로 전쟁 후 70년 만에 나라를 바꿔버렸다.

잠을 제대로 못 자면 다음 날 못 하는 것이 있다. 사람은 수면이 부족하면 자신의 나쁜 습관을 조절하지 못한다. 수학 문제를 풀 때 나쁜 습관이 나온다. 빨리 계산하고 깊이 생각하지 않고, 심지어 맞는 답을 고치기도 한다. 대학 입시 면접에서 10명 중 3명은 다리를 꼬고 앉으며, 1명은 불을 끄고 나간다고 한다. 입시 긴장감으로 잠을 설치고 긴장한 상태에서 나쁜 습관을 제어하지 못한 것이다.

온순했던 사람이 난폭, 보복운전을 한다. 조사하는 경찰들도 놀라는 경우가 많다고 한다. 대부분 잠을 못 자 자신의 나쁜 습관을 조절하지 못한 경우였다. 48시간 동안 잠을 못 잔 군인은 적군

코골이 남편, 불면증 아내

아닌 아군을 공격하기도 했고, 심지어 민간인에게도 총을 겨누었다고 한다. 이를 악용해 자국민을 탄압한 사례도 있다. 영국에서는 청소년이 한 시간 더 잘 수 있는 정책을 시행했고, 그 결과 청소년 범죄율이 낮아졌다고 한다.

2015년 연구에서 수면 습관과 자제력의 상호 작용 연구interactions between sleep habits & self-control에서 만성 수면 부족과 자제력 부족은 다수의 사람에서 동시에 나타나며, 주의력을 유지하거나 충동에 저항하는 등 자기 통제력을 상실하게 한다는 결과가 있다.

아직도 잠을 줄여서 생활하는 것이 미덕이라 생각하는가?
졸음은 인류의 적이다.

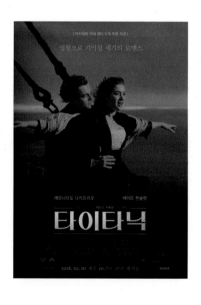

1998년 개봉된 영화 타이타닉. 절대 가라앉지 않는 배라며 첫 항해에서 많은 관심을 가졌던 타이타닉은 빙산과 충돌했다(1912). 발사 직후 공중에서 폭발하는 장면이 생중계된 우주왕복선 챌린저호 사건(1986). 원자력 발전소 방사선 누출로 동북유럽에 재앙을 일으킨 체르노빌 원자

력 발전소 사건(1986). 원유를 가득 실은 유조선이 암초에 부딪혀 알래스카에 재난을 발생시킨 엑손 발데즈호 사건(1989). 이런 재난의 공통점은 졸음이다.

타이타닉 사건은 졸음에 시달리던 근무자가 빙산을 늦게 발견해 피하지 못하여 발생했다. 챌린저호는 졸음을 이기지 못한 근무자가 다른 버튼을 눌러 발사 직후 폭발했고, 체르노빌 참사는 새벽 1시에 이상 반응을 보인 원자로에 자동 안전시스템을 켜는 대신 냉각시스템을 끄는 등 연달아 잘못 대처한 것이 원인이다. 발데즈호 사건은 수면 부족에 시달리던 3등 항해사가 잘못된 항로를 선택해 암초에 부딪혀 일어났다. 이런 재난은 우리 주변에도 흔하다.

국토교통부 자료에 따르면 2017년 교통사고 사망자는 4,185명에서 2019년 3,349명으로 2년간 20% 감소했지만, 음주와 졸음 운전 교통사고는 여전히 높은 수준이다. 늦은 시간 고속도로에서 중앙분리대 쪽으로 차가 기울고 황급히 핸들을 돌리는 경우가 있다. 상대 차량 운전자를 볼 수는 없지만, 졸음으로 추정된다. 잠에서 깬 지 17~19시간이 지나면 혈중 알코올 농도 0.05%와 비슷하다고 한다. 졸음은 교통사고 외에도 실수나 업무 능률을 저하시키며 이런 피해는 엄청날 것으로 추정된다.

아직도 잠을 죄악시하는가. 그렇다면 잠에 대한 생각을 바꿔라.

우리의 생존을 위해 충분한 수면이 필요하다. 수면의 생물학적 역할은 밝혀지지 않았지만, 잠을 못 자는 것은 고문이다. 포근한 침구에서 숙면을 취하면 다음 날 아침 활력을 얻을 수 있다. 즐거운 마음으로 출근하고 등교해 주변 사람과 관계도 좋아진다. 잠으로 뇌와 심장 등 많은 장기가 휴식을 취한다. 호르몬을 분비하는 내분비계통과 면역 시스템이 강화돼 스트레스나 감염성 질환, 암세포와 싸우는 힘이 생긴다. 낮에 보고 배우고 느꼈던 정보를 뇌에서 재조정하고 기억으로 남긴다. 열심히 공부해도 적절한 수면을 취하지 않으면 학습되지 않는다.

반대로 불면은 의욕과 집중력 저하, 피로감을 느끼게 한다. 아이들이 잠을 못 자면 부산스러워지며, 쉽게 짜증 내고 학습 능률도 저하된다. 학생의 학업 성적은 저하될 것이고, 직장인의 업무 성과도 낮아질 것이다. 가족과 동료와 관계가 나빠지고 행복을 방해한다. 두통과 눈 흐림, 가려움, 온몸이 아픈 증상도 생긴다. 수면이 부족하면 식욕을 억제하는 렙틴leptin 분비가 감소하고 배고픔을 느끼는 그렐린ghrelin 분비가 증가해 과체중과 비만의 위험이 높아진다.

2006년 4810명을 대상으로 8~10년간 추적 관찰한 논문에서 하루 6시간 이내를 자는 사람의 고혈압이 2배 이상 많다는 결론이 나왔고, 같은 해 당뇨병 관리 국제 학술지에 10년간 45~65세 남성 2663명을 대상으로 한 연구에서 5시간 이내의 수면은 당뇨병 발생 위험이 3배 높아진다는 결과를 얻었다. 불면은 면역기능을 떨어뜨리고 암과 심혈관 질환 발생 위험을 높인다. 뇌의 대사 산물을 제대로 처리하지 못해 알츠하이머병과 치매 위험을 높인다.

동국대 가정교육과 이심열 교수팀은 2013~2015년 국민건강영양조사를 이용해 '한국 성인의 수면시간에 따른 건강행태 및 식생활' 분석 자료를 발표했다. 질병이 없는 2만 2948명을 대상으로 건강 설문조사와 검진, 영양조사에 모두 참여한 1만 9392명 중 극단적 식품 섭취자와 18세 이하, 만성질환자, 임산부 등을 제외한 총 7066명을 분석했다.

6~10시간의 적정 수면군은 85.6%, 6시간 미만 수면 부족군은 11.8%, 10시간 이상 수면 과다군은 2.6%였다. 주관적 건강상태 조사에서 수면부족과 과다군에서 좋지 않은 결과가 나왔다. 건강 상태가 나쁘다고 대답한 비율은 적정수면군은 9.8%였지만 수면부족군은 17.6%, 수면과다군은 20.5%였다. 건강 관련 '삶의 질'을 분석하니 적정 수면군은 0.97점, 수면 부족군 0.96점, 수면 과다군 0.94점 순으로 적정 수면군의 삶의 질이 높았다.

수면이 부족한 경우 피로가 누적되고, 수면 과다의 경우 수면의 질이 낮아 주관적 건강상태가 나쁘다고 추정된다.

코골이 남편, 불면증 아내

수면시간과 건강 상관관계	나쁜 건강상태 비율	삶의 질
6~10시간 수면군	9.8%	0.97
수면 부족군(6시간 미만)	17.6%	0.96
수면 과다군(10시간 이상)	20.5%	0.94

6~10시간 수면군의 '삶의 질'이 높다.

비만도 수면과 연관이 있다. BMI 결과에 따라 저체중, 정상, 비만으로 분류해 수면 시간군과 비만율을 비교하니, 수면과다군은 수면부족군과 정상수면군에 비해 저체중과 비만의 비율이 높았다. 수면부족군은 복부비만율이 23.0%로 적정수면군 18.4%, 수면과다군 19.7%보다 높은 결과를 보였고, 주관적 체형 인식도 비만이라 생각하는 비율이 높았다. 한국 성인의 수면시간과 체성분 연관성 연구에서 수면시간은 BMI, 허리둘레, 체지방률과 음의 상관관계를 보였다. 적정시간을 자야 적정 체중을 유지한다는 의미다.

수면시간과 비만의 상관관계	복부 비만율
6~10시간 수면군	18.4%
수면 부족군(6시간 미만)	23.0%
수면 과다군(10시간 이상)	19.7%

6~10시간 수면군의 복부 비만율이 낮다.

수면시간 단축이 비만을 일으키는 기전은 인슐린 저항성 증가, 체지방 분포 등 체내 생리 시스템에 영향을 주어 비만의 유병률을 높이는 것으로 알려져 있다. 일부 연구에서 수면이 부족할 경우 렙틴의 감소, 그렐린의 증가가 비만을 유도할 것으로 추정한다. 수면부족군은 고지방 식이, 잦은 간식 등 식습관 변화와 신체 활동량의 저하, 코티졸 분비 증가 등이 관여한다는 연구 결과도 있다.

수면부족군과 수면과다군은 아침, 점심을 거르는 등 불규칙한 식생활을 보이며, 야식 섭취 빈도도 높았다. 수면부족군과 수면과다군은 적정수면군보다 건강행태가 바람직하지 않고, 영양 섭취도 수면과다군의 식생활과 영양 상태가 적정수면군에 비해 불균형한 것으로 나타났다면서 '이번 연구는 건강 유지와 식생활 관리를 위한 적정 수면의 중요성을 확보했다'고 한다.

사춘기에 접어들면 성장호르몬과 성호르몬이 증가하는데 모두 수면과 관련이 있다. 성장호르몬의 80%가 수면 중 분비되고, 비렘 noN-REM 수면에서 쏟아져 나온다. 성호르몬도 수면 중 생산, 분비된다. 혈액으로 나온 성장호르몬은 우리 몸 구석구석을 다니며 뼈를 길고 두껍게 만든다. 체온이 낮고 근육 움직임이 적은 밤시간, 근육 세포에 에너지가 저장되고 근육 단백질이 만들어진다. 헬스 트레이너들도 근력 운동 후 충분한 수면을 취해야 근육이 잘 생긴다고 한다. 밤 10시에서 새벽 2시까지 충분한 수면이 필요한 이유다.

코골이 남편, 불면증 아내

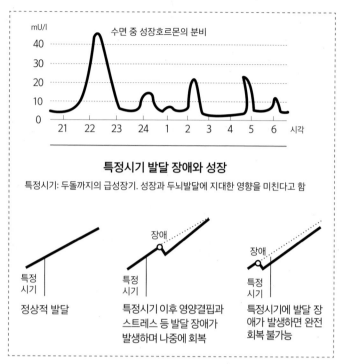

특정시기 발달 장애와 성장

특정시기: 두돌까지의 급성장기. 성장과 두뇌발달에 지대한 영향을 미친다고 함

정상적 발달

특정시기 이후 영양결핍과 스트레스 등 발달 장애가 발생하며 나중에 회복

특정시기에 발달 장애가 발생하면 완전 회복 불가능

출처: 중앙일보, [숨겨진 키를 찾아라] 1. 키 노력하면 10㎝는 더 키운다, 김순기 교수, 정리-고종관 기자

실제 중고교 청소년은 과도한 학습이나 스마트폰 등으로 늦게 자고, 이른 등교로 수면이 부족한 경우가 많다. 청소년기의 수면 부족은 학습 능력을 저하시키고 약물 남용과 폭력성, 공격성을 높인다고 한다. 수면량이 줄면 집중력이 부족하고 부산한 행동을 보여 주의력 결핍 과잉행동장애ADHD로 진단받는 경우도 있는데, 수면 양상을 확인해야 한다. 잠을 충분히 자고 맑은 정신으로 공부하고, 잠으로 공부했던 내용을 정리하고 장기 기억으로 저장해야 한다.

청소년기의 수면은 학습과 성장에 필수다.

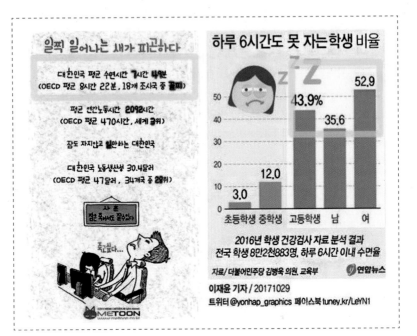

코골이 남편, 불면증 아내

잘 자서
성공한 사람

나폴레옹은 부하 군인에게 '남자는 3시간, 여자는 5시간 그리고 바보는 6시간을 잔다'고 했다. 젊었을 때 나폴레옹은 3~4시간씩 짧게 자고 수시로 깨서 일했다. 아무 데서나 자고 심지어 말 위에서도 토막잠을 잤다고 한다. 나폴레옹의 초상화를 보면 젊었을 때인 1802년(33세)에 비해 1814년(45세)의 모습은 목이 굵고 짧으며 비만 체형에 피곤해 보인다. 만년의 나폴레옹은 잠이 많았고 판단력도 떨어졌다. 나폴레옹의 운명이 결정된 워털루 전쟁에서 깊이 잠든 나폴레옹을 깨우지 못해 작전 차질이 생겨 패전으로 이어졌다고 한다(물론 전쟁 승패 요인은 다양하고 복잡하며 한 가지 요소만으로 설명할 수는 없다).

미국 27대 대통령 윌리엄 하워드 태프트는 중증 비만, 고혈압, 코골이 증상을 보였고, 심한 주간 졸림증에 시달렸으며 짧은 목을 가지고 있었다. 폐쇄성 수면 무호흡 증후군에 걸릴 수 있는 고위험 체형이다. 기록으로 남은 사진을 보면 눈을 감고 선 채로 졸고 있는 모습도 있다. 시어도어 루스벨트 대통령도 비만과 코골이로 유명했다. 61세의 루스벨트 대통령이 수면 중 갑작스럽게 사망한 것도 폐혈관 색전증 때문이었을 가능성과 동시에 코골이, 수면 무호흡 영향이 있을 것이라 추정된다.

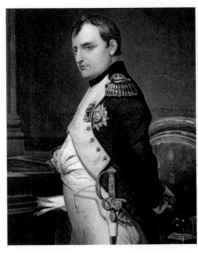

나폴레옹   하워드 태프트 대통령

반대로 잠을 잘 잤던 사람은 누가 있을까.

레오나르도 다 빈치. 르네상스 시대 이탈리아를 대표하는 천재적 미술가, 과학자, 기술자, 사상가이다. 그는 회화, 건축, 철학, 시, 작곡, 조각, 물리학, 수학, 해부학 등 다양한 분야에 능했다.

코골이 남편, 불면증 아내

악기를 다룰 수 있었고, 파티와 만찬회를 주최하는 재능도 있었다. 그는 지치지 않는 천재였다. 화실에서 먹고 자는 생활을 했는데 몇 시간만 쉬면 체력이 회복되는 사람이었다. 거의 매일 20시간 이상 끊임없이 수학을 연구하고 기하학 문제를 풀었다.

2019년은 레오나르도 다 빈치 타계 500주년으로 그의 수면법이 관심을 끌었다. 위버맨 수면을 했다는데 4시간마다 20분씩 잠을 잤다고 한다. 과학적으로 장점이 밝혀지지는 않았지만, 천재의 수면법이라고 많은 사람이 따라 했다고 한다.

아인슈타인은 10시간 이상 잠을 잤다고 하며, 낮잠까지 챙겼다고 한다. 평균 이상의 잠을 통해 자신의 컨디션을 조절한 것으로 추정된다. 아인슈타인의 상대성 이론은 꿈에서 영감을 얻었다고 한다.

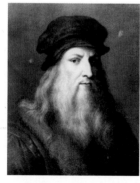
레오나르도 다 빈치

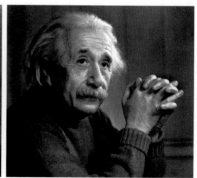
아인슈타인

① 왜 잠을 자야 하는가

1965년 비틀즈의 폴 메카트니는 여자친구 제인 애셔의 집에서 자다 꿈에서 멜로디를 듣고 작곡을 했다. 수개월 후 포르투칼 리스본 여행에서 완성한 곡이 'yesterday'다. 영국의 대문호 찰스 디킨스 또한 자신의 소설 스토리 상당 부분을 꿈에서 얻었다고 한다.

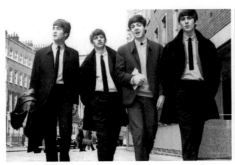
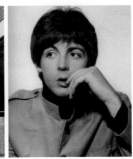

비틀즈   폴 메카트니

멘델레예프의 원소 주기율표는 꿈에서 본 것을 토대로 완성되었다. 유기화학의 창시자 케큘러는 벽난로 옆에서 졸다가 꿈에서 자신의 꼬리를 물고 있는 뱀을 봤고, 뱀 모양에서 착안해 육각형의 벤젠 고리를 생각했다. 탄소 6개를 안정적으로 배열해 수소를 붙이는 방법을 찾은 것이다.

굿이어 타이어 창업자도 여름엔 녹아서 찐득해지고 겨울엔 굳어 딱딱해지는 고무 문제를 풀어야 했다. 여러 실험을 하다 지쳐 잠들었는데, 꿈에서 고무에 유황 가루를 섞어 태양열에 방치하니 새로운 고무가 생겼다. 잠에서 깬 굿이어는 실험을 했고, 새로운 고무

코골이 남편, 불면증 아내

제품이 탄생했다.

재봉틀을 발명한 앨리어스 하우. 천을 짜는 방적기가 발명되었지만 재봉사의 수작업 속도는 답답할 정도로 느렸다. 앨리어스 하우는 옷 만드는 기계를 만들었지만, 바늘이 실을 집어 올리는 방법을 찾지 못했다. 꿈에서 식인종에게 잡아먹히던 꿈을 꾸던 중 아이디어를 얻어, 바늘구멍을 앞쪽으로 배치하면 바늘이 옷감을 뚫고 실을 아래로 가져가 다시 끌어 올리는 기어 시스템을 만들었다.

이런 사례는 간절히 원하면 이뤄지는 것으로 해석할 수 있지만, 잘 자야 창의성이 생긴다고 볼 수도 있다. 어쩌면 두 가지가 결합된 것이기도 하다.

가수 이승환의 '덩크슛'이란 노래에 "떨어지는 별을 보고, 가슴 속 소원을 빌면 영화처럼 현실이 된다는 얘기"란 가사가 있다. 어렸을 때 별똥별(유성)을 보고 소원을 빌면 이뤄진다는 말을 들었을 것이다. 우연히 유성을 보면서 '아! 왜 소원을 빌지 못했을까' 하는 아쉬움을 가진 적이 있다.

별똥별은 대기권에 진입한 유성이 짧은 시간에 대기와 마찰하며 사라지는 것이다. 나는 별똥별이 사라지는 그 짧은 순간에도 간절히 원하는 것이 있기에, 소원을 빌 수 있는 것이라 생각했다. 별똥

별을 보고 소원을 빈다기보다, 간절히 바라는 것을 되뇌이니 결국 이뤄지는 것이다.

이는 간절함을 추상적으로 표현한 말로, 꿈속에서 해결책이나 실마리를 찾는 것도 마찬가지다. 잘 자면 두뇌의 노폐물이 제거되고 맑은 정신으로 보낼 수 있으니 창의력이 생긴다. 간절함과 깨끗한 정신, 이 두 가지가 결합되어 잘 자야 성공한다고 생각한다.

2021년 1월 처음 책『디지털 헬스케어 전쟁』을 출간하고 1달 정도 휴식 후 두 번째 책『코골이 남편, 불면증 아내』을 집필하기 시작했다. 출간 후 바로 새 책을 쓴다니, 사람들은 언제 책을 쓰며 잠은 언제 자냐고 물었다. 나는 "새벽과 밤에 책을 씁니다. 그리고 저는 머리만 대면 바로 잡니다."라고 대답했다.

요양병원을 운영하면서 책 쓰고, 유튜브 촬영과 더불어 매일 신문 2개를 볼 수 있는 체력과 열정은 숙면에서 비롯된 에너지가 있기 때문이다. 맑은 정신으로 깨어있을 때 집중하고 업무의 효율을 높였기에 가능하다고 생각한다. 많은 조찬강의에 꾸준히 참석하고 내용을 정리해서 페이스북에 올리는 것도 숙면으로 가능하다. (조찬 강의에서 들었던 좋은 내용을 책 후반에 소개하겠다)

나의 사례를 모두에게 적용할 수는 없을 것이다. 사람은 유전적

소인과 생활 습관 등으로 각자에 필요한 수면 시간이 다르기 때문이다. 하지만 잘 자는 사람은 낮에 활동적으로, 열정적으로 살아갈 수 있다. 자신에게 맞는 수면 시간과 패턴을 파악하는 것은 성공과 행복을 위한 첫걸음이다.

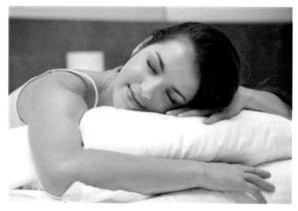

출처: 비너스 의원

나도
잘 잘 수 있다

　2008년 동국대학교 일산병원 비뇨의학과 전공의 1년 차. 나는 의국 첫 전공의로 1년을 병원에서 살았다. 아침 6시에 일어나 전날 밤 환자 상태를 확인하고 회진 준비를 한다. 회진 후 커피 믹스 한 잔을 마시고 수술방으로 들어간다. 수술 중 응급실에서 환자 호출이 오면 잠시 나갔다 환자를 보고, 다음 수술에 들어간다. 수술방에서 나온 후 외래 환자의 검사나 시술을 돕는다. 오후 회진을 돌고, 병동 환자를 보며 다음 일과를 준비한다.

　2021년 현재 '전공의는 주 80시간을 근무한다'는 법이 있지만 현실에선 쉽지 않다. 전공의가 하지 않으면 할 사람이 없기 때문이다. 수술이 없는 토, 일요일엔 평소에 끝내지 못한 차트 정리와 컨퍼런스 준비 등 업무가 산적하다. 언제나 바쁘고 잠시 휴식을 취

　　　　　　　　　　　코골이 남편, 불면증 아내

할 여유가 없다. 그런데 심각한 문제가 생겼다. 밤에 잠이 오지 않았다. 일과를 마치면 자정 정도였고, 피곤한 몸으로 침대에 누워도 잠들 수 없었다. 새벽에 응급 환자가 오면 응급실에서 환자를 봐야 했다.

경주에서 대학을 다닐 때, 매주 토요일 시험을 치른 후 자취방에서 보문단지까지 20km를 뛰어 체력은 괜찮은 편이었다. 그러나 불면의 밤이 이어지자 괴로움이 심해졌다. 밤에 못 자니 실수가 많아졌다. 개복 수술 중 수술 시야 확보를 위해 복부를 잘 잡아야 하는데, 교수님에게 불호령을 듣기 일쑤였다. 교수님들도 힘든 전공의를 거쳤기에 어느 정도는 알고 계시지만, 꾸지람을 피할 수 없었다.

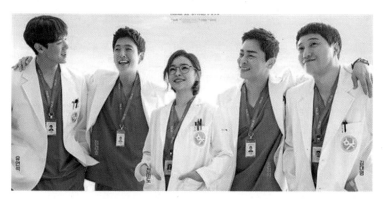

출처: 슬기로운 의사생활 tvN 드라마

졸음으로 실수를 하면 환자와 보호자에게 큰 죄를 짓게 된다. 업무를 제대로 처리했는지, 수술 기록이나 컨퍼런스 준비 등에 착오는 없는지 불안감이 엄습했다. 잠을 못 자니 피곤해지고 피곤하니 업무를 제대로 못 하고, 다시 걱정되어 잠을 못 자는 악순환이 생긴 것이다. 나만의 솔루션이 필요했다. 누군가 내게 책을 보라고 권했다. 누워서 책을 보면 잠이 잘 올 것이라고.

인터넷 서점에서 에릭 바인하커가 쓴 『부의 기원the origin of wealth』을 구해 침대에 누워 읽었다. 무슨 말인지 하나도 모를뿐더러, 책의 무게(800페이지)가 상당했다. 20~30분 정도의 시간이 흐르면 팔도 아프고 졸렸다. 하루 5~10페이지씩 읽으면 잠이 들었다. 그렇게 책의 절반 정도까지 읽었다. 그리고 숙면을 취하게 되었다. 독서의 수면 효과를 경험했다. 밤에 읽는 책은 숙면을 유도한다!

밤에 자려고 누웠는데 잠이 안 오면, 침실에서 벗어나 단순 작업을 하며 잠이 올 때까지 기다리라 한다. 이때 TV 시청보다 독서가 좋다. 나는 불면에 효과적인 방법을 취했던 것이다. 이것이 습관이 되어 전공의 2년 차부터 책만 읽었다. 후임 전공의가 들어와 업무 부담은 절반으로 줄었다. 이후 일과를 마친 저녁부터 잠드는 자정까지, 휴일에도 책만 읽었다. 그렇게 읽은 300여 권의 책이 내 삶을 바꾸는 힘이 되었다. 나는 나만의 수면법을 찾은 것이다.

불면의 이유는 다양하고, 각자 처한 환경이나 상황이 다르다. 만성 질환과 통증, 감정적 스트레스, 화장실에 자주 가거나, 육아나

코골이 남편, 불면증 아내

간병 등 수면의 연속성 방해 등 원인은 다양하다.

코로나 19로 사람들은 재택근무를 하고 원격수업을 받는다. 사람은 사람과 어울려 살아야 하는데, 관계의 연속성이 깨진 것이다. 경기 불황으로 실업자와 폐업하는 자영업자가 늘었다. 국경이 봉쇄되면서 이민, 유학, 사업 등 인생의 진로를 수정하는 사람도 있다. 코로나 사태가 1년을 넘기며 걱정과 불안, 무기력, 피로감, 불안과 스트레스로 잠 못 이루는 사람이 늘었다. 불면증에 대한 구글 검색량도 늘었고, 코로나섬니아(coronasomnia, 코로나 + 불면증)라는 신조어도 생겼다.

그러나 잘 자는 방법이 있다. 걱정을 내려놓으라. 디지털 헬스케어로 해결할 가능성이 열린 것이다. 마음이 급한 분들은 4장. '수면 과학Sleep tech, 수면 경제Sleeponomics'를 보면 된다. 그러나 잠시 여유를 갖고, 잠들지 못하는 이유를 알고 해결책을 찾기를 권한다.

우선 자신의 불면이 무엇 때문인지, 원인을 찾아야 한다. 불면증의 원인은 다양하다. 잠자는 시간과 습관이 불규칙한 경우, 환경 변화와 심리적 스트레스 때문에, 잠을 못 자는 것 자체를 걱정해서, 우울증을 앓고 있거나, 불안장애, 공황장애, 외상 후 스트레스 장애도 불면을 유발한다. 여행 등 시차로 생기는 일시적 불면증, 새로운 직장에 취직하거나 상급학교에 진학하는 등 환경이 변해서 생기는 불면증 등 일시적인 불면증은 금방 회복된다.

만성적인 신체 질환으로 관절염, 두통, 호흡곤란 등이 있으면 잠을 못 잔다. 수면제를 장기간 복용해도 수면 패턴의 변화로 불면증이 생긴다. 카페인이 많은 커피나 지나친 음주, 흡연도 수면을 방해한다.

코골이와 수면 무호흡증, 하지불안 증후군(잠들기 전 다리에 불편한 감각이 생기는 것), 사지운동증(수면 중 팔, 다리에 경련이 생기는 증상) 등 불면의 다양한 원인 중에서 내가 못 자는 이유를 찾으면, 숙면의 해결책을 찾을 수 있다.

잠을 못 잘까 염려하면 불면이 온다. 이 말은 부정적인 생각이 불면을 악화시킨다는 강력한 증거다. 불면에 대한 생각을 바꾸면 숙면을 취하는 데 도움이 된다. 생각은 감정과 신체에 강력한 영향을 미치기 때문이다. 수면제를 복용하고 즉시 잠들었다는 말을 들었다. 이는 수면제 효과보다 수면제를 먹었다는 생각이 수면을 유도했을 가능성이 높다. 먹는 형태의 약은 소화와 흡수 과정을 거쳐 발현되는데, 10분 내로 효과를 나타내기 어렵다.

잠에 대한 새로운 인식을 갖는 것이 좋다. 수면에 대한 부정적 생각을 깨닫고 긍정적이며 바른 생각을 갖는 것이다. 수면에 대한

코골이 남편, 불면증 아내

부정적 생각을 알기 위해 수면 일기를 추천한다. 수면 일기(113,114 페이지 참조)는 자신의 불면을 평가하여 잠에 대한 통제력을 확보하게 해준다. 자신의 수면 패턴을 평가하고, 불면을 유발하는 질병과 생각, 행동을 적어 나간다면 불면의 원인을 찾는 데 도움이 될 것이다. 요즘은 스마트폰 애플리케이션 형태의 일기가 나와 있으며, 수면을 유도하는 음악을 들려주며, 수면 중 움직임과 녹음된 소리, 수면의 통계와 경향성까지 알려준다.

수면 애플리케이션으로 자신의 수면 패턴을 파악하라. 개운하게 잘 잤던 날의 수면 시간을 파악하고, 낮의 업무나 학업, 대인관계가 어땠는지도 기록하라. 낮에 어떤 활동을 했을 때 잘 잤는지 기억하면 좋다. 햇빛을 쬐며 운동하고, 주변 사람과 유쾌한 대화를 했던 날 잘 잤다면, 그런 행동을 강화하라. 극심한 스트레스와 피곤으로 잠들지 못했다면 자신의 불면 원인을 파악하고 조절하라.

대부분의 문제가 그렇듯 원인을 알아야 해결책을 찾을 수 있다.

모든 사람이 8시간의 수면이 필요하다는 것은 환상이다. 사람마다 필요한 수면시간은 다르며, 자신만의 수면 시간을 알면 좋다. 수면일지를 작성하고 자신에게 맞는 최적의 수면시간을 파악하라. 그러면 '8시간을 못 자면 제대로 생활할 수 없다'는 부정적 생각을 떨칠 수 있다.

6개월 이내의 단기적 불면증이 심각한 질병을 초래한다는 증거는 없다. 잠을 못 자는 불면이 건강을 망칠 것이라는 생각 자체가 불면을 악화시키고, 우리의 건강을 망친다. 수면 일기에 불면에 대한 부정적인 생각을 적은 후 다시 읽어보면, 부정적 생각이 잘못되었다는 사실을 알게 될 것이다.

수면장애 설문을 담은 피츠버그 수면 척도 검사를 통해 진단을 하기도 한다.

피츠버그 수면의 질 지수

(Pitsburge Sleep Quality Index: PSQI)

1988년 미국의 피츠버그 대학 연구팀에 의해 개발된 설문지로서 7가지 항목에 대한 평가가 가능하며 소요시간은 대략 5분 정도입니다.

평가할 수 있는 7개의 항목은 다음과 같습니다.

1. 주관적 수면의 질(subjective sleep quality)
2. 수면 잠복기(Sleep latency)
3. 수면 시간(Sleep duration)
4. 평소의 수면 효율(Habitual sleep effciency)
5. 수면 방해(Sleep disturbance)
6. 수면제 사용(Use of Sleep medication)
7. 주간기능장애(Daytime dysfunction)

총 19문항으로 되어 있고 0~21 사이로 값이 나타납니다.
수면의 상태가 좋을수록 0에 가깝고 나쁠수록 그 수가 커집니다.
이때 수면의 질이 좋다, 나쁘다를 결정하는 절대값은 5점으로
5점 이하면 Good sleeper, 5점을 넘으면 Poor sleeper로 분류합니다.

코골이 남편, 불면증 아내

불면을 벗어나는 첫 단계는 불면에 대한 부정적이고 나쁜 인식을 개선하는 것이다. 수면 일기와 피츠버그 수면 척도가 도움을 줄 것이다. 불면의 정확한 원인을 알아야 불면에서 해방될 수 있다.

불면증 여성 1.7배. 해결책은?

건강보험심사평가원에서 5년간 불면증으로 진료받은 사람의 자료를 보니 여성 불면증이 남성보다 1.7배 많았다. 특히 20~30대 여성은 2.2배나 높게 나타났다. 수면 중 남성과 여성의 뇌파를 비교해도 유의미한 차이가 없고, 코골이나 수면 무호흡은 남성이 더 많은데 왜 여성의 불면증이 더 많을까. 생물학적 요인과 육아 같은 실생활 요소, 호르몬의 차이, 임신과 출산, 갱년기 등의 이유로 추정된다.

여성대상 불면증의 빠른 증가

극심한 생의 주기변화와 높은 심박, 불면증에 취약한 호르몬 구조

남성과 여성의 불면증 환자 수 및 증가율

구분	12년	13년	14년	15년	16년	증감 (12년 대비)	증감 (12년 대비)
진료 인원	403,417	429,226	464,543	513,192	541,958	138,541	34.3
남자	152,603	162,832	177,267	199,424	209,530	56,927	37.3
여자	250,814	266,394	287,276	313,768	332,428	81,614	32.5

남성 2012년 ——— 15만 2,603명   **5만 6,927명**
         2016년 ——— 20만 9,530명

☞ 불면증 환자는 꾸준히 증가, 특히 여성 불면증 환자가 더 많다.

성별에 따른 심박수 차이 데이터

남성	나이					
	18-25세	26-35세	36-45세	46-55세	56-65세	65세 이상
운동선수	49-55	49-54	50-56	50-57	51-56	50-55
매우 좋음	56-61	55-61	57-62	58-63	57-61	56-61
좋음	62-65	62-65	63-66	64-67	62-67	62-65
평균 이상	66-69	66-70	67-70	68-71	68-71	66-69
평균	70-73	71-74	71-75	72-76	72-75	70-73
평균 이하	74-81	75-81	76-82	77-83	76-81	74-79
나쁨	82이상	82이상	83이상	84이상	82이상	80이상

여성	나이					
	18-25세	26-35세	36-45세	46-55세	56-65세	65세 이상
운동선수	54-60	54-59	54-59	54-60	54-59	54-59
매우 좋음	61-65	60-64	60-64	61-65	60-64	60-64
좋음	66-69	65-68	65-69	66-69	65-68	65-68
평균 이상	70-73	69-72	70-73	70-73	69-73	69-72
평균	74-78	73-76	74-78	74-77	74-77	73-76
평균 이하	79-84	77-82	79-84	78-83	78-83	77-84
나쁨	85이상	83이상	85이상	84이상	84이상	85이상

☞ 여성이 남성보다 평균 심박수가 5회 더 많다.

나이에 따른 호르몬 변화

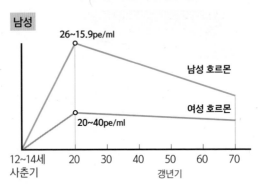

남성

26~15.9pe/ml

남성 호르몬

여성 호르몬

20~40pe/ml

12~14세
사춘기   20   30   40   50   60   70

갱년기

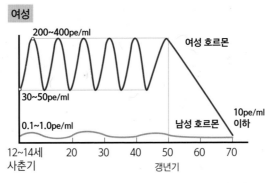

여성

200~400pe/ml

여성 호르몬

30~50pe/ml

10pe/ml
이하

0.1~1.0pe/ml

남성 호르몬

12~14세
사춘기   20   30   40   50   60   70

갱년기

☞ 여성의 호르몬 변화가 남성에 비해 극단적으로 변한다.

호르몬 변화

초경을 시작하는 사춘기부터 여성은 생리와 배란을 경험하는데, 이 시기엔 평소와 다른 수면 리듬을 보인다. 에스트로겐과 프로게스테론은 여성의 생리 주기 동안 변하고, 여성의 수면에 영향을 주는 것으로 생각된다. 에스트로겐은 다양한 신경 전달물질과 작용해 수면에 영향을 준다. 호르몬이 변하면 생체 리듬에 영향을 주어 수면 패턴이 달라진다.

임신과 출산, 자녀 양육

임신은 설레고 놀라운 축복이다. 하지만 배 속 아이가 성장하면 신체적으로 불편하고 복부 장기와 방광이 눌려 소화도 안 되고 화장실도 자주 가게 된다. 출산 과정이 고통스럽고 힘들면 스트레스로 불면이 생길 수 있고, 출산 후 아기 양육도 여성의 역할이 대부분이다. 모유 수유와 아이 돌봄으로 숙면을 방해받는다. 사랑스럽지만 불면 날아갈 것 같은 가녀린 아기 양육에 대한 책임과 걱정으로 잠 못 이루기도 한다.

수면 중 여성은 아이의 소리에 잘 깨고, 남성은 자동차 경적 등 다른 소리에 잘 깬다. 유전적으로 그렇게 결정된 것이 아닌가 싶다.

갱년기

갱년기가 되면 여성 호르몬의 분비가 줄고 폐경 이후 우울한 감정까지 겹쳐 불면을 경험한다. 안면 홍조와 식은땀 같은 폐경기 증상도 나타난다. 폐경기 수면 무호흡증도 갱년기 여성에 증가하는 경향이 있다. 여성은 남성보다 슬픔이나 불안, 스트레스와 우울에 취약한 경향이 있다. 폐경기에 잠들기 어려운 이유다.

불면을 해결하는 방법은 다음과 같다.

수면을 돕는 식품이 있다. 취침 전 따뜻한 우유 한 컵 또는 캐모마일 차를 마시면 좋다. 체리는 멜라토닌의 천연 공급원으로 체리 주스 형태로 섭취해도 좋다. 아몬드와 시금치는 마그네슘이 풍부해 근육 이완과 수면을 촉진시킨다. 반대로 카페인이 많은 음식은 피하는 것이 좋다. 취침 전 매운 음식도 수면을 방해한다.

수면을 위한 최적의 온도는 16~20도다. 서늘한 방과 낮은 심부 체온은 수면에 도움을 준다. 반면 손발이 찬 것은 수면을 방해한다. 혈액순환이 잘 되지 않으면 손발이 차가울 수 있고 불면을 초래한다. 수면 양말을 사용하는 것도 도움이 된다. 겨울철 실내가 건조하지 않도록 하는 것도 수면과 피부 건강에 도움이 된다.

여성은 불면에 취약할 수 있다는 것을 알고, 수면 위생을 실천하고 인지행동치료와 긍정심리학(자세한 내용은 3장에)을 익히는 것이 좋다. 그리고 숙면을 돕는 환경을 조성하라. 1달 이상 지속되면 만성 불면증으로 진행될 수 있어, 수면 클리닉이나 병의원을 방문하는 것이 좋다.

불면증,
나쁜 질병

잠의
의미

2020년은 세계적으로 힘든 한 해였다. 코로나 19의 세계적 유행으로 고령자 사망이 늘고, 의료진의 희생과 노력으로 더 큰 피해가 발생하지 않도록 버티고 있다. 어려워진 경제와 한계에 다다른 자영업자, 그리고 직장이 사라진 근로자들, 많은 사람들이 힘겨운 나날을 보내고 있다. 2020년 기준 감염성 질환을 많이 보는 소아과, 안과, 이비인후과는 손 씻기, 마스크 착용, 사회적 거리 두기 등으로 환자가 대폭 감소했다. 반면 스트레스와 우울증을 진료하는 신경정신과는 환자가 늘었다.

우울증은 의욕 저하와 우울감이 주 증상으로 나타나며, 다양한 인지 및 정신, 신체 증상으로 일상생활의 기능 저하를 가져온다. 우울증은 '마음의 감기'라 불릴 정도로 흔한 질환이며 성적 저하,

대인관계 문제 등 여러 문제를 일으키며 심한 경우 자살까지 초래한다. 가벼운 우울증은 큰 문제가 되지 않는다. 사람들은 자신의 기분을 스스로 확인하고, 맛있는 음식을 먹거나 가벼운 산책, 사우나와 마사지 그리고 숙면으로 우울한 기분에서 벗어날 수 있다.

그러나 장기화된 우울증은 나쁜 친구를 부르는데, 그 친구는 바로 불면증이다. 불면증은 1. 잠들기 어렵고, 2. 잠에서 자주 깨고, 3. 새벽에 일찍 깨서 다시 잠들기 어려운 수면 유지 장애를 말한다. 충분히 못 자서 수면 부족 상태가 되면 낮 동안 졸음과 피로, 의욕 상실 등이 생긴다. 2019년 보건사회연구원이 20세 이상 성인 500명을 대상으로 조사한 결과, 지난 한 달간 불면증을 경험한 적이 있다고 응답한 비율이 73.4%에 달했다. 그만큼 불면증은 흔한 질환이다.

잠은 생존에 필수적이며 아래와 같은 역할을 한다.

첫째, 뇌와 몸에 휴식을 준다. 잠자는 동안 심장과 장기는 휴식을 취한다.

둘째, 기억을 정리해 장기 기억으로 전환하고 나쁜 기억은 지운다. 공부를 열심히 해도 적절한 수면을 취하지 않으면 공부한 것을 기억하지 못한다.

셋째, 호르몬 관련 내분비 계통과 면역 시스템이 강화돼 스트레스나 질병과 싸우는 힘을 키운다.

넷째, 신경계에 쌓인 노폐물을 없애고, 재생시킨다. 뇌의 대사 물질은 주로 잘 때 배출되며, 아밀로이드의 일주기는 아침 9시경 가장 낮았다. 잠을 자면서 뇌 건강에 해로운 아밀로이드가 배출된 것이다.

수면을 관장하는 뇌의 부위는 시상하부hypothalamus, 뇌간brain stem, 송과샘pineal gland 등이다. 수면과 각성은 뇌 여러 부위의 복잡하고 다층적인 네트워크로 조절된다. 시상하부에 속하는 시신경교차상핵suprachiasmatic nucleus, SCN은 시각에서 빛 정보를 받고 수면과 각성을 조절한다. 시신경교차상핵이 손상되면 일주기 리듬이 망가져 불규칙한 생체 리듬이 나타난다. 시삭전핵preoptic nucleus의 GABA 뉴런은 수면 유도 역할을 한다. 깨어있을 때 이들 뉴런은 아세틸콜린, 노르에피네프린, 도파민 등 각성 신경전달 물질로 억제된다.

뇌간에 속하는 뇌교pons의 뉴런은 빠른 눈 운동rapid eye movement, REM 수면 동안 활성화된다. 동시에 억제 신호를 척수에 보내 REM 수면에서 움직임이 발생하지 않도록 근육을 이완시킨다. 이 과정에 문제가 있으면 'REM 수면장애'라 하는데 꿈속에서 일어나는 상황이 실제 행동으로 나타난다. 꿈속에서 멋지게 헤딩을 하는데, 옆 사람은 코피가 난다. 말하거나 웃거나 고함을 지르며 심지어 욕을 하기도 한다.

시상thalmus은 감각기에서 대뇌 피질의 정보를 중계한다. 대부분의 수면에서 시상 뉴런은 억제되어 외부 감각이 대뇌 피질에 전달되지 않으나, REM 수면 중에는 시상이 활성화되어 꿈에 나타나는 이미지, 소리 및 기타 감각이 뇌에서 발생한다.

송과샘pineal gland은 시신경교차상핵SCN의 신호에 반응하여 멜라토닌 생성을 증가시켜 수면을 유도한다. 숙면을 위해선 낮에 적당한 빛 자극이 필요하다. 낮에 햇볕을 봐야 멜라토닌 생성이 원활해진다. 시력을 잃어 자연광으로 수면주기를 조절하기 어려운 사람은 매일 같은 시간 소량의 멜라토닌을 복용해 수면 패턴을 안정시키기도 한다.

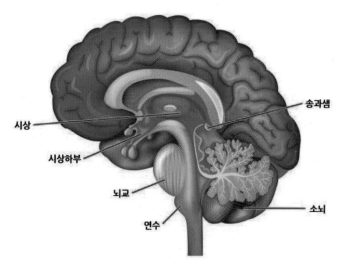

수면에 관여하는 뇌 부위

수면에 관해서는 많은 사실이 알려져 있다. 수면은 REM 수면과 N-REMnoN-REM 수면으로 나뉘며, N-REM 및 REM 수면이 반복되며 아침에는 REM 수면이 길어진다. REM은 꿈을 꾸는 수면으로 아침에 꿈 내용을 기억하는 경우가 많다.

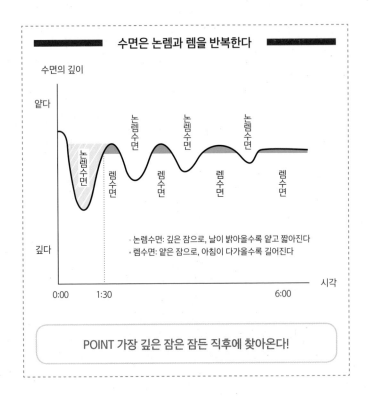

수면은 논렘과 렘을 반복한다

수면의 깊이

얕다

논렘수면

논렘수면

논렘수면

논렘수면

렘수면

렘수면

렘수면

렘수면

· 논렘수면: 깊은 잠으로, 날이 밝아올수록 얕고 짧아진다
· 렘수면: 얕은 잠으로, 아침이 다가올수록 길어진다

깊다

시각

0:00   1:30   6:00

POINT 가장 깊은 잠은 잠든 직후에 찾아온다!

코골이 남편, 불면증 아내

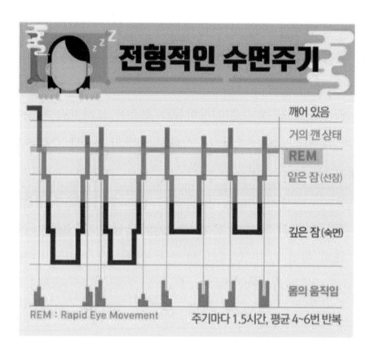

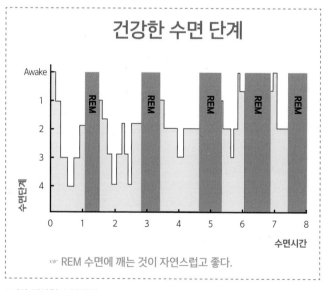

☞ REM 수면에 깨는 것이 자연스럽고 좋다.

8시간 건강한 수면단계

② 불면증, 나쁜 질병

79

잠의 첫 단계는 졸음 상태다. 잠들지 못한 상태에서 호흡과 심박 수가 느려지고 근육이 이완되며 뇌파가 줄고 진폭이 증가한다.

둘째는 얕은 잠 상태로 심장박동과 호흡은 느려지고 체온이 떨어지며 안구 운동이 멈춘다. 이 상태는 약간의 자극만 주어져도 쉽게 깨어난다.

셋째는 깊은 잠 상태로, 몸이 최소한의 활동만 하기에 자극이 있어도 깨기 어렵다. 두 번째와 세 번째 단계는 느린파형 수면이라 하는데, 꿈을 꾸지는 않는다.

깊은 잠에 빠진 후 다시 얕은 잠에서 꿈을 꾸는 렘REM수면 상태로 향한다. 렘수면 상태일 때에는 눈꺼풀은 닫혀 있으나 안구는 좌우로 재빠르게 움직인다. 뇌파 활동은 각성 시와 유사하며 호흡이 빠르고 불규칙하며 심장박동과 혈압도 각성 상태와 유사하다. 대부분의 꿈은 REM 수면 시에 나타나며, 팔과 다리 근육은 REM 수면 동안 마비된다. 나이가 들면 REM 수면이 줄어 유아기의 1/3 정도로 된다.

코골이 남편, 불면증 아내

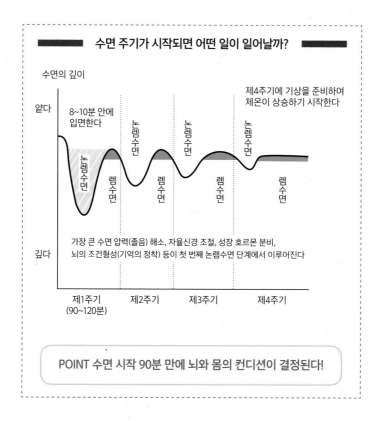

수면 주기가 시작되면 어떤 일이 일어날까?

수면의 깊이

얕다

8~10분 안에 입면한다

논렘수면

렘수면

논렘수면

렘수면

논렘수면

렘수면

논렘수면

렘수면

제4주기에 기상을 준비하여 체온이 상승하기 시작한다

깊다

가장 큰 수면 압력(졸음) 해소, 자율신경 조절, 성장 호르몬 분비, 뇌의 조건형성(기억의 정착) 등이 첫 번째 논렘수면 단계에서 이루어진다

제1주기 (90~120분)

제2주기

제3주기

제4주기

POINT 수면 시작 90분 만에 뇌와 몸의 컨디션이 결정된다!

건강한 수면은 REM수면과 N-REM수면이 4~5회 반복되는 패턴을 보이며, 아침에 일어났을 때 개운한 느낌이 든다. 자명종 없이 쉽게 일어나고, 개운함을 느끼고 주말이나 휴일에 2시간 이상 더 자지 않는다면 괜찮은 수면을 유지하고 있다는 증거다.

불면의
다양한 원인

불면에는 여러 가지 원인이 있을 수 있다.

협심증 환자는 가슴 통증으로 잠을 못 잔다. 천식이나 폐기종 환자도 호흡 방해로 수면 질이 나쁘다. 알레르기나 소화불량, 역류성 식도염, 위궤양 등도 불면을 초래한다. 전립선 비대증이나 과민성 방광의 비뇨의학 질병도 수면을 방해한다. 관절염이나 만성 통증, 두통, 갑상선 기능 항진도 잠 못 자게 한다.

월경 전 증후군은 부정적인 감정과 함께 수면을 방해한다. 임신 중에 태아의 활동과 압박으로 불면은 흔하며, 폐경기의 호르몬 변화도 수면장애의 원인이다. 특히 폐경은 감정 변화와 우울감을 불러일으켜 불면이 악화된다.

코골이는 기도가 좁아져 있다는 증거다. 폐는 스스로 수축과 팽창을 할 수 없다. 횡경막이 수축하면 폐는 팽창하고 공기가 빨려가는데, 코 입구와 폐 사이에 좁은 부위가 있으면 공기 흐름이 빨라지고, 폐쇄된 부위가 떨리면서 코골이가 나타난다.

기도 폐쇄가 심해지면 수면 무호흡까지 나타나는데, 수면 무호흡은 10초 이상 호흡이 멎는 것이다. 코골이나 수면 무호흡은 호흡량 감소와 저산소증을 초래한다. 그 결과 수면 단절과 자율신경계 교란으로 심혈관계 합병증과 인지기능 저하를 일으킨다.

참고로 코골이는 언어 사용으로 생긴 부작용이다. 언어를 사용하기 위해선 소프트웨어인 뇌의 진화와 하드웨어인 구강 구조의 변화가 필요하다. 직립보행을 하면서 척추와 머리뼈가 90도 각도로 변해 대뇌가 얼굴보다 위로 올라가고 후두가 아래로 내려왔다. 혀뿌리의 뒷부분이 공명하기 쉬운 구조(인두, Pharynx)를 갖고 있다.

갓난아기의 구강 구조는 침팬지와 비슷해 말을 하지 못하고, 딱딱한 연골로 보호되어 숨을 잘 쉴 수 있다. 성장하면서 옹알이를 거쳐 언어를 구사할 수 있다. 영화 혹성탈출의 유인원은 언어를 사용하지만, 만약 그들의 구강구조가 침팬지와 비슷하다면 말을 못할 것이다.

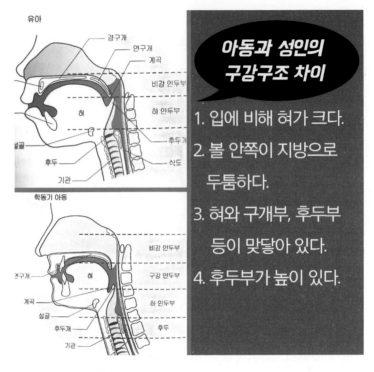

유아

경구개
연구개
계곡
비강 인두부
혀
하 인두부
설골
후두개
후두
식도
기관

아동과 성인의 구강구조 차이

1. 입에 비해 혀가 크다.
2. 볼 안쪽이 지방으로 두툼하다.
3. 혀와 구개부, 후두부 등이 맞닿아 있다.
4. 후두부가 높이 있다.

학동기 아동

비강 인두부
경구개
혀
구강 인두부
계곡
하 인두부
설골
후두개
후두
기관

출처: 남동 장애인 종합 복지관

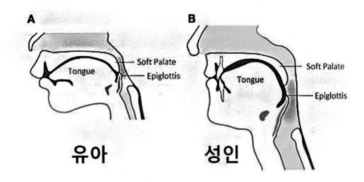

A 유아
Tongue / Soft Palate / Epiglottis

B 성인
Tongue / Soft Palate / Epiglottis

하지불안증후군은 잠들 무렵에 다리(주로 종아리)에 느껴지는 불편

코골이 남편, 불면증 아내

감으로 수면을 방해한다. 전기가 흐르는 것 같거나, 벌레가 기어가는 느낌 등 증상은 다양하다. 이들은 장시간 비행기 여행을 힘들어한다. 정확한 발병원인은 밝혀지지 않았으며, 50대 이후에 주로 나타난다. 임산부의 20%, 혈액 투석환자의 20~65%, 철 결핍성 빈혈환자의 31%, 말초 신경병 환자의 5.2%에서 보고된다. 비약물성 치료로 다리 마사지, 족욕, 가벼운 운동(걷기, 스트레칭, 체조 등)이 효과 있다. 철분이 부족하면 철분제와 도파민성 약제를 투여한다.

기면병은 밤에 충분히 자도 낮에 참을 수 없는 졸음이 쏟아지는 병으로 과도한 주간 졸림, 탈력발작(Cataplexy, 감정 변화로 유도되는 일과성/가역적인 전신 또는 부분의 근력 긴장 저하나 소실), 가위눌림, 입면 시 환각(잠들 때 환각), 수면 곤란 등을 특징으로 하는 질환이다. 국내에 약 70만 명의 기면증 환자가 있을 것으로 추정되나, 치료받는 환자는 1만 명 이내로 대부분의 기면증 환자는 자신의 증상을 몰라 치료를 놓치고 있다.

가위눌림은 수면마비sleep paralysis라는 수면장애다. 주로 꿈을 꾸는 REM 수면 중 발생하며 이완된 근육이 회복되지 않은 상태에서 깨어나는, 즉 의식은 있지만 몸을 움직이지 못하는 현상이다. 죽음이나 질식감, 환각 등 나쁜 형태로 기억되기에 가위눌림이란 이름이 붙었다. 가위눌림은 옆에서 소리 내는 것을 듣거나 몸을 만져주면 쉽게 벗어날 수 있다.

악몽nightmare은 스트레스, 불안, 우울, 죄책감 등과 관련되며 외상 후 스트레스 장애의 증상이다. 고열과 수면을 억제하는 약물 중단 시에도 나타난다. 악몽은 REM 수면에서 나타나며, 잠에서 깨면 끝나고 내용을 명확히 기억한다. 어린아이는 차차 좋아지고 특별한 치료가 필요한 경우는 드물다. 다만 악몽이 정신질환이나 외상 후 스트레스 장애, 약물과 알코올 오남용과 관련 있으면 치료하는데, 주로 REM 수면 억제제와 정신치료를 한다.

이갈이도 숙면을 방해하고 치아 마모와 손상, 턱 통증과 두통을 유발한다. 이갈이의 정확한 원인은 모르지만 정서적 스트레스, 불안, 우울, 개인의 성격 때문 등으로 추정된다. 수면 장애와 뇌신경 장애, 흡연/음주/카페인/약물 등도 영향을 줄 것이라 생각된다.

숙면을 위해 바이오피드백을 통한 스트레스 완화 요법을 시도할 수 있다. 흡연과 카페인 섭취를 줄이고, 치아 손상을 막기 위해 치아보호기구mouth guard, 턱 근육 보톡스 주사를 맞기도 한다.

또 잠에 드는 시간과 일어나는 시간이 지나치게 불규칙적인 경우 신체가 수면 조절을 하지 못한다. 스트레스를 많이 받거나 환경이 급격하게 변한 경우에도 불면증에 걸릴 수 있다. 수면무호흡증, 비타민 D가 부족하거나 내분비계에 이상도 의심해 볼 수 있다. 대표적으로 갑상샘 기능 항진증이 있다.

처방받은 약이 수면을 방해하는 경우도 있다. 자신이 복용하는

코골이 남편, 불면증 아내

약이 수면을 교란하지 않는지 살피고, 만일 그렇다면 복용량을 조절하거나 수면에 영향이 적은 약으로 대체하는 것이 좋다. 카페인이 포함된 진통제나 스테로이드제, 고혈압의 일부 약제, 갑상선 호르몬제, 항우울제 등은 수면을 방해하기도 한다.

날씨가 더운 한여름도 불면에 영향을 끼칠 수 있다. 우리 신체는 수면 중에 체온을 낮추게 되는데, 여름에는 높은 기온 때문에 열을 방출하기 위해서 평상시보다 교감신경이 더 흥분하게 되고 부교감신경의 기능은 약해진다. 따라서 잠들기가 더 힘들어지는 것이다.

그 외에도 잠자는 곳이 지나치게 밝거나 주변에서 소음이 들어오는 공간이라면 당연히 잠을 이루기 어렵게 된다. 불은 어둡게 하고 필요하다면 안대나 귀마개를 착용하자.

불면증이 힘든 이유는 잠을 못 잔다는 사실 외에도 '내가 잠을 못 자고 있다.'는 생각이 정신을 지배하기 때문이다. '지금 자야 내일 피곤하지 않을 텐데', '의사가 최소 몇 시간은 자라고 했는데'와 같은 생각들이 스트레스를 불러일으키고, 그러한 스트레스 때문에 더 잠을 이루지 못하는 악순환이 되풀이되는 것이다.

잘 자는 것은 당연하다. 하지만 현대인에게 숙면은 축복에 가깝다. 복잡해진 현대 사회, 교대 근무의 증가, 야간의 조명과 소음,

밤늦게 일하는 문화 등은 숙면을 방해하는 환경에 우리를 노출시킨다.

잘 자야 상쾌한 하루를 시작하며, 아침 시간을 행복하게 보낼 수 있고 직장 또는 학교에서 주변 사람과 잘 지낼 수 있다. 업무나 학업 성과를 얻을 수 있고, 이는 행복한 삶의 선순환 구조를 만든다.

내가 생각하는 행복이란 1. 건강하고, 2. 경제적 곤란이 없으며, 3. 주변과 원만한 관계를 맺으며, 4. 성장하는 느낌을 갖는 것이다.

사람이 행복한 이유는 다양할 것이다. 그러나 불면증 환자가 행복한 경우는 보지 못했다. 즉, 숙면은 행복한 삶을 위한 필수 조건이다.

코골이 남편, 불면증 아내

잘못된 해결책을
멀리하라

공부를 강요한 부모님은 잠을 재우지 않았다. 초등학교 저학년 때 나는 졸리는데, 어머니는 엄하게 공부를 재촉했다. 졸음을 이기는 데 많은 에너지를 사용했기에, 실제 공부 효과가 있었는지 모르겠다. 중고교에서도 계속 공부를 하라고 야단맞았고, 책상에 앉아 있지 않거나 누워 있으면 질책을 받기 일쑤였다. 아침에도 일찍 깨우고 공부를 시켰다. 공부도 제대로 안 되고 부모님과의 관계도 악화될 뿐이었다.

그렇게 대학에 진학하고 부모님의 통제가 사라지자 방탕한 생활을 했다. 군대 제대 후 입학한 동국대 경주 캠퍼스에서 자취를 시작하니 불규칙한 생활 습관을 갖게 되었다. 공부를 열심히 하지 않았지만, 유급을 피하려 한 주에 이틀 정도는 밤을 지새워야 했고,

인턴 레지던트 땐 제대로 잘 수가 없었다. 자다가도 응급실이나 병동에서 호출이 오면 재빨리 대응해야 했다.

20대부터 나의 수면은 정상적인 범주를 벗어나 있었다. 다행히 지금은 머리만 대면 바로 잠이 든다. 하루하루 분명한 목표 의식으로 살아가고, 하고픈 일과 해야 할 일이 많기 때문이다.

나의 경험과 다른 불면증 사례도 많다. 다음과 같은 사례를 살펴보자.

평소 잘 자다 잠이 안 온다. 며칠은 그냥 넘길 수 있지만, 잠을 자야 다음 날 활동할 수 있다는 불안감이 엄습한다. 잠을 못 자고 눈만 감은 채 밤을 지새고, 아침에 일어나면 온몸과 머리가 아프다. 잠을 못 자 중요한 일을 망칠 것 같다.

잠은 들지만 새벽 3~4시에 잠에서 깬다. 악몽을 꾸는 경우도 있는데, 이후 다시 잠들기 어렵다. 온몸이 꼬이는 듯하고, 핸드폰 진동 소리가 맴돈다. 아침에 일어나면 몸이 무겁고 낮잠을 자려 해도 못 잔다.

잠이 오지 않아 수면제를 복용하는데, 수면제를 장기 복용하면 부작용이 많고, 심지어 치매까지 생긴다는데, 수면제 도움 없이 잠

코골이 남편, 불면증 아내

을 자는 법을 배우고 싶다.

이와 같이 오랫동안 지속되는 불면은 형벌이다. 잠을 재우지 않는 '잠 고문'이 있을 정도로, 불면은 괴롭다.

불면증 초기에 원인을 찾고 적절한 방법을 실천하면, 만성 불면의 고통은 없을 것이다. 적을 알고 나를 알면 백 번을 싸워도 위태롭지 않다는 말처럼, 불면의 원인을 알고 적절한 해결책을 찾는 것이 우선이다. 검증되지 않은 주변의 잘못된 처방은 피하자.

불면의 고통이 빨리 끝나야 한다는 마음이 오히려 숙면을 방해한다. 잠을 자려고 애쓰면 애쓸수록 몸과 마음은 긴장되고 각성된다. 일시적으로 잠을 못 이루는 사건이 있다면 불안감을 떨치고 몸을 이완하는 방법을 실천하자. 그래도 효과가 없다면 수면 클리닉을 방문하라.

몸과 마음을 이완하는 나만의 방법을 찾는 것도 좋다. 라벤더 오일은 라벤더 꽃과 잎에서 추출한 오일로 심신의 이완, 스트레스 완화, 숙면을 돕는다. 2020년 연구에서 라벤더 오일이 수면의 시작과 지속시간, 수면의 질을 향상시킨다는 연구 결과가 나왔고, 베개에 오일을 분사하거나 패치, 디퓨저 형태로 사용할 수 있다.

마음 챙김 명상mindful meditation도 좋다. 스트레스 감소와 회복력 증가, 기분 개선, 면역력 향상 등의 효과가 있다. 마음 챙김 명상을 한 그룹과 대조군을 비교하니 수면에 효과가 있었다. 명상을 어렵게 생각할 필요는 없다. 유튜브에 '마음 챙김 명상'을 검색하면 다수의 자료가 나오니, 자신에게 맞는 영상을 찾으면 된다. 아침에 일어나 명상 음악을, 취침 전 숙면 명상 또는 숙면을 유도하는 음악을 조용히 켜 놓기만 해도 된다.

규칙적인 운동도 좋다. 자신의 체력에 맞는 규칙적인 운동은 기분 전환과 체력 증진 그리고 수면에 도움이 된다. 2015년 유럽의 연구 결과를 보면 주 150분의 운동이 불면증 증상에 효과적이고, 수면을 방해하는 우울증과 불안을 감소시킨다고 한다. 걷기, 수영, 요가 등 꾸준히 오래 할 수 있는 운동이 좋고, 야외의 운동은 햇볕에 노출되어 더 효과적이다. 아침과 낮 시간에 운동하면 숙면에 좋고, 너무 늦은 시간 과격한 운동은 숙면을 방해한다.

깨어나는 시간을 고정하는 것도 한 방책이다. 잠자리에 드는 시간과 일어나는 시간을 확실히 정해 놓고, 설령 잠을 제대로 이루지 못했더라도 정해 놓은 기상시간을 지키는 것이 좋다.

잠이 오지 않아서 수면제를 남용하면 내성이 생겨 불면증이 더 심해질 수 있으니 이왕이면 먹지 않는 것을 추천한다. 차라리 수면

코골이 남편, 불면증 아내

에 도움이 되는 온수 샤워를 하고 우유를 마시도록 하자. 우유 속의 마그네슘, 칼륨이 긴장해소와 숙면에 도움이 된다. 잠들기 두 시간 전에 가볍게 무설탕 그릭 요거트, 버진 코코넛 오일, 버섯, 호박씨, 아몬드, 키위, 바나나, 타르트 체리주스, 참치, 고등어, 연어, 닭고기, 캐모마일, 루이보스, 패션플라워 허브 차 등을 섭취하는 것도 수면에 도움이 된다고 한다.

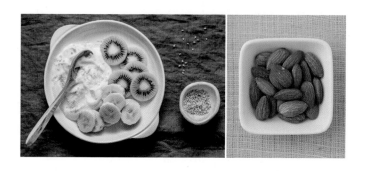

술에 취하면 잠이 오기 때문에 알코올을 섭취하는 경우가 있는데, 잠의 질이 떨어질뿐더러 장기적으로 알코올중독의 위험성이 있기에 추천하지 않는다.

점진적 근육 이완(PMR, Progressive muscle relaxation)은 전신 근육의 이완을 돕고 졸음을 유도한다. 방법은 한 번에 한 가지 근육을 긴장하고 이완하는 것이다. 사람은 불안과 긴장에 지배당하면, 생각에 매몰되고 빨리 생각에서 벗어나려고만 한다. 당연하고 필요한 반응이지만, 가끔은 생각에서 벗어나 자신의 몸에 주목하고, 몸을 이완하는 것도 필요하다. 우리의 몸과 마음은 별개가 아니라 연결되어 있다. 편안하고 잔잔한 음악을 틀어 놓고 내쉬고 들이쉬는 호흡에 집중하며 천천히 잠에 빠져들 수 있도록 하는 것이 좋다.

불안이나 우울증이 수면을 방해한다. 안락하고 이완된 상태에서 수면을 취할 수 있는 것이 당연하다. 심리적 긴장을 어떻게 해소하느냐가 중요하다. 긴장 해소는 스스로 해야 한다. 행복해서 웃지만, 그냥 웃어도 우리 뇌는 행복하다고 판단한다. 마음을 이완하면 몸이, 몸을 이완하면 마음이 이완된다.

노년기가 되면 생체 리듬의 변화로 수면과 각성 리듬이 달라진다. 잠드는 시간도 오래 걸리고, 수면 효율이 떨어지고 중간에 깨거나 일찍 일어나는 경우가 많다. 노화와 외로움, 사별, 재정 문제, 건강, 죽음 등 스트레스 요인과 수면을 방해하는 건강상의 문제도 많다. 신체 활동과 햇볕 노출이 줄어드는 것은 체온의 일주기 리듬 변화와 관련 있다. 원인이 밝혀지지 않았지만 노년층의 체온 변화는 이른 시간에 올라 아침 일찍 일어나는 경향이 있다. 그래서 아침잠이 적다.

대한노인정신의학회의 연구에 따르면 고령 인구의 약 40%가 어떤 형태로든 수면에 대한 불편을 호소한다고 한다. 고령 인구가 많은 요양병원, 요양원 등에는 불면증 환자가 많고, '일부 요양병원의 수면제 과다 처방'이 문제가 되었다. 인력 부족과 의료수가(의료비) 등 복잡한 문제가 얽혀 있어 한 번에 해결책을 제시하기는 어렵다. 그러나 수면제보다 새로운 시도를 하는 모범 사례가 있어 소개한다.

대한민국 노인 의료의 선구자 희연병원(병원장 김양수)에는 인지 재활병동이 있다. '유리 꽃병이 놓인 치매 병동'은 59병상으로 '기억은 잃어버렸어도 인생은 잃어버린 것이 아니다'라는 정신으로 운영된다. 이 병동에는 '스노즐렌실snoezelen'이라는 특이한 공간이 있다. 치매의 이상행동을 비약물적 요법으로 조절하기 위해 만들어진 공간에서 안락한 물침대와 편안한 음악, 신경을 안정시키는 빛 치료와 1대1 대화 등으로 정서 안정을 도모하여 문제행동을 조절한다. 스노즐렌실의 편안한 음악과 안정된 분위기 등으로 치매 어르신의 불안, 우울, 공격적 행동의 해결과 숙면에도 도움이 된다고 한다.

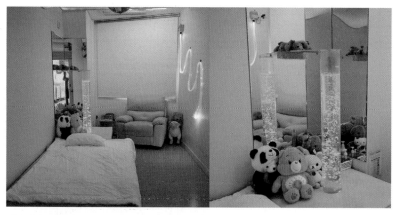

희연병원 인지 병동의 스노즐렌실

내가 운영하는 의정부 카네이션 병원에도 불면으로 잠 못 이루고, 다음 날 낮에 꾸벅꾸벅 조는 환자가 있다. 취침시간 마음을 진정시키는 오르골 음악을 켜 놓아 환자분들의 심신을 이완하고 숙면을 유도한다. 오르골 음악을 꾸준히 사용하니 환자분들의 정서 안정과 숙면에 도움을 주는 것 같다. 오르골의 차분한 음색은 인간의 가청영역 20~20,000Hz보다 광범위한 3.75~10만Hz의 진동으로 심리적 안정감을 주기 때문이라 생각한다.

코로나19 여파로 재택근무와 원격수업이 확대되면서 학업/업무 공간이 수면 공간과 겹치면서 수면 관련 제품 판매가 늘었다. 불면증 책을 쓰며 네이버나 구글에 수면을 검색하니 수면 유도제와 수면 영양제 광고가 많다.

'○○ 천연 수면 유도제가 불면증 완화에 도움을 준다'는 광고 카피가 불면증 환자에게 솔깃하게 들린다. 불면증을 예방, 치료하는 건강기능식품으로 보이지만, 식품의약품안전처에서 불면증의 예방, 치료 효과를 인정받지 못한 '단순 식품'인 경우가 많다.

식약처가 10개 온라인 쇼핑몰에서 판매 중인 1018개 수면 관련 제품을 조사하니, 605개(59.4%)는 허위 과장 광고로 판정되었다. 심진봉 식약처 사이버조사팀장은 '관할 지방자치단체에 해당 제품을 판매한 150여 개 기업에 대한 행정처분을 요청했다'고 한다.

　　　　　　　　　　　코골이 남편, 불면증 아내

식약처가 수면에 도움을 주는 식품으로 인정한 것은 감태 추출물, 미강(쌀겨) 주정 추출물, 유단백가수분해물(락티움) 3가지뿐이다. 이 성분으로 정부 허가를 받은 제품은 89개로 모두 식품안전 정보 포털에 등록되어 있다. 이 외의 제품은 식약처로부터 효과를 인정받지 못했다.

수면에 도움을 준다는 식물에서 특정 성분을 추출하거나 성분을 조합했기에 수면에 도움을 줄 개연성은 존재한다. 그러나 식약처에서 효능을 입증하지 못했다면 신뢰할 수 없다.

한때 멜라토닌melatonin 광풍이 불었다. 언론에서 멜라토닌의 효과를 알렸고, 심장질환, 당뇨, 우울증, 노화 치료제로 각광을 받았다. 하지만 멜라토닌의 효과는 객관적 증거에 비해 과장되었다. 몇 가지 연구를 근거로 멜라토닌의 잠재적 장점만 강조한 것이다.

모든 질병이 그러하듯, 불면증을 한 번에 해결할 방법은 없다. 누군가 그런 방법을 제시한다면, 그는 당신의 괴로움을 자신의 돈벌이로 활용하는 사람일 뿐이다. 아래의 건강 수면을 위한 10계명을 실천하는 것이 더 현명할 것이다.

건강한 수면을 위한 10계명을 실천하라

01 잠자리에 드는 시간과 아침에 일어나는 시간을 규칙적으로 하라.

02 잠자리의 소음을 없애고, 온도와 조명을 안락하게 하라.

03 낮잠을 피하고 자더라도 15분 이내로 제한하라.

04 낮에 40분 동안 땀이 날 정도의 운동은 수면에 도움이 된다.(늦은 밤 운동은 방해된다)

05 카페인이 함유된 음식, 알코올 그리고 니코틴은 피하라.
   (술은 일시적으로 졸음을 증가시키지만, 아침에 일찍 깨어나게 한다)

06 잠자기 전 과도한 식사를 피하고, 적당한 수분 섭취를 하라.

07 수면제의 일상적 사용을 피하라.

08 과도한 스트레스와 긴장을 피하고, 이완하는 것을 배우면 수면에 도움이 된다.

09 잠자리는 수면과 부부 생활을 위해서만 사용하라.
   (잠자리에 누워 책을 보거나 TV 보는 것을 피하라)

10 잠자리에 들어 20분 이내 잠이 오지 않으면, 일어나 이완하고 피곤한 느낌이 들 때 다시 잠자리에 들어라. 잠들지 않고 오래 누워있지 마라.

코골이 남편, 불면증 아내

내 몸이 알아서 잔다
(기상 시간을 일정하게 하라)

불면증을 치료하는 가장 효과적이고 강력한 방법은 기상 시간을 정하고, 그 시간에 무조건 일어나는 것이다. 아침에 눈 뜨고 난 후 '5분만 더 누워있자'는 자기 합리화로 계속 누워있는 경우가 많다. 이유도 분명하다. 늦게 잠들어서, 아침에 일어나니 피곤해서 더 누워 있다. 하지만 이는 불면을 조장하는 습관이다. 불면증에 효과적이며 강력한 방법은 정해진 기상 시간에 일어나는 것이며, 훈련이 되면 3개월 내 불면증이 좋아진다.

하루 24시간 동안 우리는 3가지를 한다. 첫째 활동이며 둘째는 휴식, 마지막은 잠이다. 낮시간의 활동은 몸과 뇌를 사용하는 일상 활동이다. 일과 공부, 관계맺기, 먹기, 놀기 등이다. 나와 나를 둘러싼 환경, 성취(일, 공부 등), 관계(가족, 친구, 동료 등) 속에서 발생하는 일이다.

일이든 공부든 지나치면 힘들다. 몸이 피곤하면 쉬고 싶고 잠이 온다. 몸을 사용하는 운동은 느낌이 좋은 피로를 불러오며 잠이 잘 오게 한다. 그러나 뇌가 과로하면 근육이 긴장되고 불편하며 쉬어지지 않고, 심지어 피곤해도 잠이 안 온다.

휴식과 잠의 차이를 알아야 한다. 휴식은 피로할 때 의식적으로 취하며 깨어있는 시간이다. 잠은 졸릴 때 비의식적(뇌간의 활동)으로 취하는 행위로 의식이 없다. 휴식은 스스로 선택할 수 있지만, 잠은 뇌간의 그물망상체에서 관장한다. 우리가 심장 박동, 소화 과정 등을 통제하지 못하는 것처럼, 잠도 뇌간의 지배를 받는다. 즉, 억지로 자려는 것이 오히려 수면을 방해한다.

사람은 수면 시계, 생체 리듬에 따라 자고 일어난다.

잠에 대한 잘못된 생각을 바로잡아야 한다. 하루 7~8시간은 자야 한다는 신념이다. 7~8시간을 자는 사람이 6시간 미만 혹은 9시간 이상 자는 사람보다 건강하다. 하지만 모든 사람이 7~8시간을 자는 것은 아니다. 불면으로 3~4시간도 못 자는 사람에게 7~8시간을 꽉 채워 잔다는 것은 불가능하다. 불면증 치료를 위해 7~8시간 자야 한다는 신념을 잠시 내려놓자.

잘 자기 위해선 낮시간을 잘 보내야 한다. 낮에 부지런히 몸과 뇌를 움직이자. 뇌가 피로하면 잠이 안 오는 경우가 있고, 몸이 피곤해야 잠이 온다. 사람의 몸과 뇌의 활동량 총합은 일정하다. 즉, 몸을 많이 사용하면 머리를 적게 사용하고, 머리를 많이 사용하면 몸 활동이 줄어든다. 낮시간 의도적으로 몸을 사용하면 기분 좋은 피로감과 숙면에 좋다. 나는 점심 식사 후 햇빛을 보며 20~30분 정도의 산책을 권한다. 걷는 것은 정신건강에 좋다.

피곤한 정도가 극심하면 역설적으로 잠을 못 자는 경우가 있다. 너무 피곤하면 잠들기 어렵다. 그래서 낮시간의 활동과 함께 충분한 휴식이 필요하다. 낮시간에 편안한 자세에서 멍 때리는 것도 좋다. 목욕과 일광욕도 좋다. 마사지와 명상 등으로 근육을 이완시키는 것도 좋다. 낮에 몸 쓰기와 몸 쉬기(휴식)를 충분히 하면 수면에 도움이 된다.

낮시간을 알차게 보냈다면, 뇌간의 그물망상체는 졸음 신호를 보낼 것이다. 물론 처음부터 되는 것은 아니다. 3개월 정도 훈련하면 불면증이 많이 사라질 것이다. 구체적인 방법은 다음과 같고, 개인에 맞도록 적용해 보자.

11시에 잠들어 6시에 일어나도록 정하자. 11시 전까지 졸려도 눕지 않는다. 저녁 식사 후 소파에 누워 드라마 보면서 졸면 안 된다. 11시까지는 어떻게든 버텨보자. 11시 이후 졸리면 누울 수 있다. 11시가 지나도 졸리지 않으면 눕지 않는다. 15분 정도 지나도 잠이 안 오면 일어나고, 조용한 음악을 듣거나 책을 보는 것도 좋다. TV, 스마트폰은 뇌를 각성시키니 피하라.

6시에 일어난다면 4시를 기억하라. 4시 이전에 깼다면 졸리면 누워 자고, 졸리지 않으면 일어나라. 졸려서 누워도 15분 내 잠이 안 오면 조용한 음악을 듣거나 책을 보라. 그리고 졸리면 다시 눕자. 4시 이후에 깬다면 충분히 잔 것으로 생각하고 활동하라. '5분만 더'라는 생각을 멈추라. 그리고 베란다에서 햇빛을 보라. 눈으로 빛이 들어오면 뇌간의 수면 중추가 자극되고, 이것이 반복되면 생체의 수면 시계가 재설정된다.

11시 이전엔 졸려도 눕지 않는다
밤 11시
11시 이후 졸리면 누울 수 있다. 15~20분 지나도 잠이 안 오면 책을 보거나 음악을 듣는다. (TV, 스마트폰은 피한다)
새벽 4시 이전에 깬다. 졸리면 눕고, 졸리지 않으면 일어나 활동한다.
새벽 4시
새벽 4시 이후에 깬다. 충분히 잤다고 생각하고 활동을 시작하라 (잠이 모자란다고 생각하지 마라).

　처음엔 힘이 들어 포기하고 싶은 마음이 든다. 잠을 못 자서 괴로운데, 오히려 수면 시간이 더 줄어들기 때문이다. 낮에 몸을 쓰고(햇볕 아래서 산책 등) 11시 전에 잠을 안 자는 훈련을 반복하라.

　장기간 수면제를 복용했더라도 방법은 같다. 수면제를 한 번에 끊는 것은 불가능하다. 마치 술담배를 끊는 것처럼. 앞의 과정을 반복하며 약 복용량을 줄여라. 낮에 햇볕 아래서 산책하고, 11시에 졸리면 눕고, 졸리지 않으면 책을 보라. 힘들지만 3개월 정도 실천하면 몸이 알아서 잠을 부를 것이다.

　쉼은 내가 선택하고, 잠은 뇌가 결정한다.

3

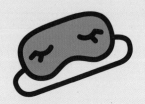

불면증 치료의
4가지 접근법

2016년 건강보험공단 자료에 따르면 불면증 환자는 꾸준히 증가하는 추세였다. 2012년 40만 3417명에서 2016년 54만 1958명으로 34.3%(13만 8541명) 증가했다. 경기는 위축되고 근로자는 실직하고 자영업자는 폐업을 고민한다. 2021년 설 명절에도 5인 이상 집합은 금지였다. 덕분에 결혼과 취업을 묻는 친척의 잔소리와 명절 증후군이 없어졌다. 이처럼 코로나는 많은 것을 바꾸었는데, 그중 하나가 사람들의 잠을 빼앗은 것이다.

코로나 블루(우울증)라는 신조어가 있다. 우울증은 마음의 감기라 불릴 정도로 다양한 원인과 증상이 있다. 조기에 치료되지 않은 만성 우울증은 언제나 불면증이란 나쁜 친구를 데려온다.

코골이 남편, 불면증 아내

불면증의 개념은 아래와 같다.

1. 밤에 잠들기 어렵거나 숙면을 취하지 못하거나 아침에 지나치게 일찍 깬다.

2. 수일이나 수주 동안 잠을 제대로 못 자는 급성 불면증acute insomnia과 한 달 이상 지속되는 만성불면증chronic insomnia으로 나뉜다.

불면증의 DSM-5 진단 기준은 다음과 같다.

A. 수면의 양이나 질의 현저한 불만족 감으로 다음 중 한 가지 이상의 증상과 연관됨

① 수면 개시의 어려움(아동의 경우 보호자의 중재 없이는 수면 개시가 어려움으로 나타나기도 함)

② 수면 유지의 어려움으로 자주 깨거나 깬 뒤에 다시 잠들기 어려운 양상으로 나타남(아동의 경우 보호자의 중재 없이는 다시 잠들기 어려운 것으로 나타나기도 함)

③ 이른 아침 각성하여 다시 잠들기 어려움

B. 수면 교란이 사회적, 직업적, 교육적, 학업적, 행동적 또는 다른 중요한 기능 영역에서 임상적으로 현저한 고통이나 손상을 초래함

C. 수면 문제가 적어도 일주일에 3회 이상 발생함

D. 수면 문제가 적어도 3개월 이상 지속됨

E. 수면 문제는 적절한 수면의 기회가 주어졌음에도 불구하고 발생함

F. 불면증이 다른 수면-각성장애(예; 기면증, 호흡 관련 수면장애, 일주기 리듬 수면-각성장애, 사건수면)로 더 잘 설명되지 않으며, 이러한 장애들의 경과 중에만 발생하지는 않음

G. 불면증은 물질(예: 남용 약물, 치료약물)의 생리적 효과로 인한 것이 아님

H. 공존하는 정신질환과 의학적 상태가 현저한 불면증 호소를 충분히 설명할 수 없음

일반화할 수는 없지만 불면증에 걸리면 다음과 같은 심리상태를 경험할 수 있다.

잠자리에 누워서 오랫동안 잠이 오지 않을 경우 현재 시간이 몇 시인지 강박적으로 확인하고 싶어진다. 내가 지금 몇 시간이나 못 자고 있는지, 기상시간까지 남은 시간이 몇 시간인지 계산하며 다음 날 피곤하여 일상생활을 할 수 없을 것이라는 걱정에 시달려

코골이 남편, 불면증 아내

전전긍긍한다.

편안한 음악을 듣거나 좋은 생각을 하며 심신을 이완시키려 해도 신경은 계속 분산되며 집중할 수 없다. 내가 지금 잠자기에 좋은 자세로 누워있는지, 이부자리는 제대로 각이 잡혀 있는지 걱정한다.

이불을 덮고 있기 힘들 정도로 식은땀을 많이 흘리기도 하지만 정작 품 속은 차게 느껴진다. 눈을 감았음에도 눈앞이 밝게 느껴진다. 잠이 드는 순간에도 갑작스레 '내가 지금 잠이 드는 건가' 하는 생각에 다시 정신이 돌아온다. 주변에 소음이 들리지 않을까 전전긍긍한다.

불면증의 치료법인 1. 인지행동치료와 긍정심리, 2. 안전한 수면제 사용법과 중단법, 3. 코골이와 수면 무호흡의 해결법, 4. 수면 장애를 일으키는 신경/정신질환에 대해 알아보자.

인지행동치료와
긍정심리학

불면증의 처음 치료법은 인지행동치료(CBT, cognitive behavioral therapy)다. 인지행동치료는 불면의 원인과 이유, 불면증 기전을 환자에게 이해시켜 환자 스스로 행동을 수정하는 방법이다. 생각(인지)을 바꿔 행동 변화를 유도하고 치료하는 것이다.

오랜 불면으로 수면 클리닉을 찾은 60대 남성. 3년 전 친구에게 빌려준 돈을 받지 못해 불면증이 시작되었다고 한다. 돈 빌려준 것을 후회하고 어떻게 돌려받을까 고민하니 밤에 잠을 이루지 못한다. 잠을 못 자니 낮에 피곤하고 밤에는 잠이 오지 않는 악순환이 반복된다. 커피와 담배를 줄였지만 잠들기 어렵고 괴로웠다. 하루만이라도 푹 자고 싶다는 생각이 간절했다. 그는 절망과 무력감을 느끼고 잠자는 것을 무서워했다.

코골이 남편, 불면증 아내

60대 중반 여성은 남편의 사별 후 불면증이 시작되었다. 오랫동안 잠들지 못했고, 잠자는 일을 걱정했다. 잠들려 노력할수록 정신은 맑아지고 불면의 밤은 길어졌다. 평소 가벼운 산책 등 운동을 했지만 잠들지 못했고, 피곤함으로 운동도 중지했다. 주말엔 부족한 잠을 보충하려 침대에 오래 있었다. 한두 잔 마시던 술도 제법 늘었다. 하지만 불면증은 악화되기만 했다.

불면을 초래하는 생각과 행동은 다음과 같다. 잠들지 못할 것이란 불안감, 낮시간의 활동 부족과 햇볕 노출의 감소, 너무 이르거나 늦은 취침, 잠들려고 애쓰는 것, 잠들지 못하고 침대에서 좌절하는 것 등이다.

인지행동치료

인지행동치료는 배우고 실천하기 쉬우며 부작용도 없고, 지속적인 효과가 있다. 인지행동치료의 효과를 장기 추적한 결과 수면의 질도 향상되었다. 인지행동치료를 통해 불면을 유발하는 원인을 찾으면 된다. 인지행동치료는 생각과 행동으로 인한 불면증에 특히 효과적이다.

백색소음, 자연의 소리를 내는 앱을 활용하거나, 유튜브 등에서 ASMR을 들으며 잠을 청할 수도 있다. 평온한 소리를 통해 수면을 유도하는 인지행동치료의 이완 요법으로 긴장을 완화시켜 심장 박동수와 호흡이 느려지고 근육이 이완되게 한다.

　뇌파 역시 베타파에서 세타파, 델타파 등으로 주파수가 느려지며 잠 오는 상태를 만든다. 체온이 떨어지고 안구 운동이 멈춘다. 인지행동치료로 수면이 시작되는 조건을 만들면 수면제나 신경 안정제 없이 잘 수 있다.

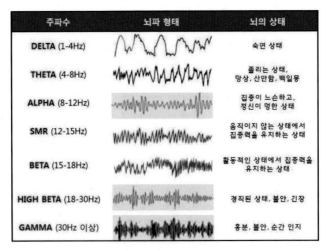

주파수	뇌파 형태	뇌의 상태
DELTA (1-4Hz)		숙면 상태
THETA (4-8Hz)		졸리는 상태, 망상, 산만함, 백일몽
ALPHA (8-12Hz)		집중이 느슨하고, 정신이 멍한 상태
SMR (12-15Hz)		움직이지 않는 상태에서 집중력을 유지하는 상태
BETA (15-18Hz)		활동적인 상태에서 집중력을 유지하는 상태
HIGH BETA (18-30Hz)		경직된 상태, 불안, 긴장
GAMMA (30Hz 이상)		흥분, 불안, 순간 인지

출처 : 브레인 트레이너. https://blog.naver.com/bt_help/10129773617

　의사들이 수면제부터 처방하는 것은 의사가 태만해서가 아니다. 국내 의료 환경에서 인지행동치료에 필요한 시간을 확보할 수 없기 때문이다.

코골이 남편, 불면증 아내

불행히도 수면제부터 사용하면 수면제에 의존하게 되고 내성과 부작용이 나타나며, 수면제를 중단하기 어렵다. 수면제는 불면이란 증상을 다룰 뿐 불면의 원인을 치료하지 못한다. 수면제를 복용하면 잘 수 있지만, 수면제를 중단하면 못 자고 약을 찾는 악순환이 생긴다. 문제를 해결하기 위해선 불면의 원인을 찾아 해결해야 한다. 만성 질환이나 통증, 관절염, 두통, 호흡곤란 등은 질환 치료가 우선이다.

불면증 유형 파악

우선 자신의 불면증 유형을 파악하라. 선철(가명) 씨는 11시에 누웠는데 잠들지 못하고 몇 시간을 뒤척인다. 새벽 2~3시쯤 졸음이 몰려와 잠들고 아침 7시까지 잘 수 있다. 한솔(가명) 씨는 불을 끄면 잠이 든다. 새벽 4시에 깬 그는 다시 잠들지 못하고 뒤척인다. 형관(가명) 씨는 쉽게 잠들지만 푹 잠들지 못해 아침에 개운하지 않고 머리가 무겁다. 매일 아침 제대로 못 잔 것 같다.

위 사례는 3가지 불면증을 나타낸다. 1. 잠들기 어려운 '입면 장애'(선철 씨), 2. 잠들지만 일찍 깨는 '유지 장애'(한솔 씨), 3. '수면의 질이 떨어지는 유형'(형관 씨)이다. 한 가지 유형의 불면도 있고 2개가 중복되는 경우도 있다. 어떤 때는 잠 못 이루다 때로는 일찍 깨는 등 다양한 증상을 보이기도 한다.

불면증 진단을 위해 몇 시간을 자는지는 중요하지 않다. 초조, 피로, 졸림, 업무 능력/생산성 저하 등 잠을 못 자 일상생활에 부정적 영향을 받는다는 생각이 들면 불면증이다. 늦게 자고 일찍 일어나도, 피로가 회복되고 정신이 맑다면 불면증이 아니라 수면시간이 짧은 사람이다.

아래의 자가진단 기준을 체크해 보라.

① 잠들기까지 30분 이상 걸리는 것 같다. (   )

② 잠을 잘 자기 위해서 노력을 한다. (   )
  (저녁에 피곤하게 운동을 하거나, 과식하거나, 초저녁에 졸려도 참고 늦게까지 버티다
  가 잠자리에 든다)

③ 잠들기 위해 술을 마시거나 약국에서 수면제를 사서 먹어본 적이 있다. (   )

④ 휴일에는 실컷 자는 수가 있다. (   )

⑤ 잠자리가 바뀌면 잠을 오히려 더 잘 잔다. (   )
  (예를 들어 친척 집에서 자거나 여행을 가서)

⑥ 자는 도중에 두세 차례 이상 잠을 깨고 다시 잠들기가 어렵다. (   )

⑦ 자다가 중간에 깨면 얼마나 잤는지를 확인하기 위해 시계를 본다. (   )

⑧ 낮에 항상 졸리고 특히 점심 후에는 정신이 없을 정도로 졸린다. (   )

⑨ 항상 많은 꿈을 꾸고, 깨고 나서도 대개는 기억이 난다. (   )

⑩ 평소보다 훨씬 일찍 깨서 (새벽 3, 4시) 다시 잠들기 어렵다. (   )

4개 이상이면 불면증 가능성이 있다. 1~4번은 초기불면증, 5~8번은 수면 유지의 장애, 9번과 10번은 우울증이 있을 때 흔히

코골이 남편, 불면증 아내

나타난다.

불면 환자는 야간에 심장 박동수가 빠르고 근육 긴장도가 높다. 야간에 신체 긴장도가 높다는 말이다. 불면증 환자의 뇌파 패턴도 빠른 편이라 정신 활동이 활발한 것을 입증한다. 체온 변화의 폭이 적고, 입면 장애 환자는 3시간 정도 늦게 체온이 떨어진다.

수면 유지 장애 환자는 야간에 체온이 떨어지지 않아 깊은 잠을 유지하지 못한다. 불면증으로 고생하면 낮의 신체 활동이 줄어들 수 있다. 신체 활동이 줄어드니 잠이 오지 않고 다시 수면이 부족해서 신체 활동이 줄어드는 악순환이다. 그래서 점심 식사 후 햇볕을 쬐며 20~30분 정도 산책이 좋다.

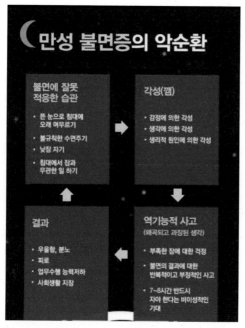

출처: 네이버 포스트 <잠 못 드는 밤, '불면증'의 고리 끊어내는 법>

③ 불면증 치료의 4가지 접근법

불면증은 수면 및 각성 시스템의 균형이 무너져 발생한다. 수면 시스템이 약하고 각성 시스템이 강하거나 머리가 복잡해 잠들지 못한다. 인지행동치료를 통해 자신만의 수면 스위치를 만들라. 잠에 대한 걱정, 잘못된 수면 습관, 낮 동안의 스트레스 등으로 불면이 시작되더라도 3개월 이상 지속되는 만성 불면으로 가지 않도록 한다. 불면증을 지속시키는 생각과 행동을 바꾸도록 하자.

인지행동치료의 첫 단계는 자신의 불면증을 평가하는 것이다. 수면 일기로 수면 패턴을 평가하고 불면을 유발하는 생각과 행동을 찾을 수 있다. 침대에서 스마트폰을 사용하지 않는지, 잠자기 전 신체적 정신적으로 안정되었는지, 배가 고프거나 과식하지 않는지, 침실의 조명과 온도, 습도가 적절한지, 주변의 소음은 차단되었는지 파악하라. 저녁 시간에 카페인과 알코올을 섭취하였는지, 흡연 패턴은 어떠하였는지도 체크하라. 이를 '수면 위생'(잠자기 위해 지켜야 할 생활 습관)이라 한다.

잠 들기 전에 기록하세요.

_____ 월 _____ 일

1. 식사 시간
아침 _____ : _____ 점심 _____ : _____ 저녁 _____ : _____

2. 물질 이용/섭취한 횟수

	~아침	아침~점심	점심~저녁	저녁~
카페인 음료				
술				
담배				

3. 약물 복용 내역

약물 종류	복용량	구분(처방/비처방)

4. 운동 기록

운동 종류	시작 시간	마친 시간

5. 낮잠 시간

시작 시간	일어난 시간

상담교육연구소&힐링커뮤니티 ABOUT
feelingcoun.com
blog.naver.com/feelingcounsel

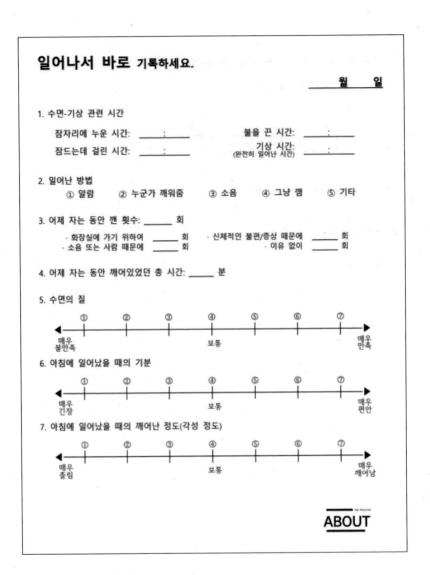

일어나서 바로 기록하세요.

＿＿＿＿＿＿ 월 ＿＿ 일

1. 수면-기상 관련 시간

   잠자리에 누운 시간: ＿＿＿ : ＿＿＿   불을 끈 시간: ＿＿＿ : ＿＿＿

   잠드는데 걸린 시간: ＿＿＿ : ＿＿＿   기상 시간: ＿＿＿ : ＿＿＿
                                         (완전히 일어난 시간)

2. 일어난 방법
   ① 알람   ② 누군가 깨워줌   ③ 소음   ④ 그냥 깸   ⑤ 기타

3. 어제 자는 동안 깬 횟수: ＿＿＿ 회

   · 화장실에 가기 위하여 ＿＿＿ 회   · 신체적인 불편/증상 때문에 ＿＿＿ 회
   · 소음 또는 사람 때문에 ＿＿＿ 회   · 이유 없이 ＿＿＿ 회

4. 어제 자는 동안 깨어있었던 총 시간: ＿＿＿ 분

5. 수면의 질

   ①   ②   ③   ④   ⑤   ⑥   ⑦

   매우   보통   매우
   불만족   만족

6. 아침에 일어났을 때의 기분

   ①   ②   ③   ④   ⑤   ⑥   ⑦

   매우   보통   매우
   긴장   편안

7. 아침에 일어났을 때의 깨어난 정도(각성 정도)

   ①   ②   ③   ④   ⑤   ⑥   ⑦

   매우   보통   매우
   졸림   깨어남

ABOUT

스마트폰의 애플리케이션을 활용해도 좋다. 수면 애플리케이션은 숙면을 돕는 평온한 소리를 제공하고 코골이를 측정하는 등 수면 통계까지 작성한다. 수면 위생을 지키면서 수면 애플리케이션

으로 수면 패턴을 파악한다. 몇 시간을 자야 몸과 마음이 개운한지, 업무와 학업 성과가 높은지, 주변에 짜증을 내지 않고 관계가 원만한지를 파악하라. 수면 일기로 데이터가 쌓이면 최적의 수면 시간을 알게 된다. 수면 일기를 통한 긍정적 효과다.

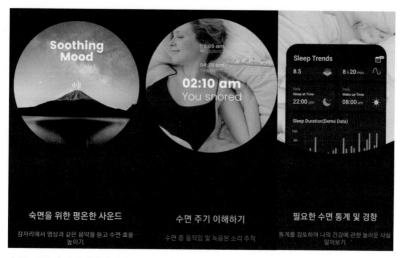

출처 : 슬립 모니터 애플리케이션

수면제 덕분에 잠들었던 것일까?

내가 운영하는 카네이션 요양병원에서 불면을 호소하는 분들이 많은데, 때로는 플라세보(위약) 약을 드린다. 잘 주무셨다는 분들도 계시지만 약이 소화제라는 것을 아는 순간 진짜 수면제를 달라는 경우가 있다. 다시 수면제를 드리면 10분 만에 곯아떨어졌다고 한다. 약리학을 배울 때 인체에 가장 빠른 투약 형태는 정맥 주사이며, 다음은 근육주사 그리고 경구 형태와 피부의 패치 형태라 배웠다. 스틸녹스(졸피뎀)도 20분 정도의 작용시간이 필요하다. 그러나 환자는 잘 잤고, 수면제가 최고라 한다.

인지행동치료의 원리

생각의 힘은 강력하다. 생각이 불면을 유발하는 것처럼 생각을 바꾸면 잠이 온다. 플라세보 효과와 마음과 면역의 관계에서 '심리신경면역학psychoneuroimmunology'이 생겼다. 심리신경면역학은 다양한 정신적 스트레스가 면역기능을 떨어뜨린다는 사실을 보여줌으로 정신과 면역이 연결되어 있다고 한다. 플라세보 효과와 심리신경면역학은 생각이 감정과 신체에 영향을 준다는 사실을 증명한다.

수면에 대한 부정적인 생각은 수면 부작용을 초래한다. '지난밤에 한숨도 못 잤어.', '잠을 못 자서 업무/공부를 제대로 못 할 거야', '잠을 못 자니 죽을 것 같아' 등 부정적인 생각은 수면을 방해할 뿐이다. 부정적인 감정은 스트레스 반응을 일으켜 심장박동, 혈압, 근육 긴장도, 호흡수를 높이고 뇌파를 각성시킨다. 생각이 감정과 신체에 미치는 영향을 알고 부정적 생각을 통제하고 긍정적으로 생각하는 방법을 익혀라.

수면에 대한 부정적 생각이 수면을 방해하는 것을 알았다면, 인지를 재구성해 수면에 대한 부정적 생각을 바꿔라. 자신의 부정적 수면 생각을 파악하고, 수면 위생을 점검하고 수면 일기로 수면 패턴을 파악한다. 여기에 앱으로 낮 시간의 신체 활동량까지 체크한다.

꾸준히 실천하면 생각보다는 잘 자고 있다는 것, 수면 부족으로 나타나는 증상이 심하지 않다는 것 그리고 불면을 극복할 방법을 찾을 수 있다. 불면을 부정하는 것이 아니다. 부정적이고 왜곡된 불면증을 제대로 파악해 새롭게 인식하고 자신에게 맞는 해결책을 찾는 과정이다.

낮시간 활동량 측정 애플리케이션으로 활동량을 측정하고, 수면 애플리케이션으로 수면시간과 패턴을 분석하면 자신에게 맞는 최적 수면시간을 찾을 수 있다. 심박 센서로 심장 박동과 심박 변이도를 계산한다. 가속도 센서로 움직임을 관찰한다. 고가의 애플워치나 갤럭시워치가 아니어도 고령자도 편리하게 사용할 수 있는 제품도 있다.

8시간을 자야 한다는 잘못된 생각에서 벗어나고, 염려했던 것보다 적정시간 수면을 취했음을 알게 되고, 일상생활에 큰 문제가 없었음을 알게 될 것이다. 불면증 환자는 침대에 오랫동안 누워있고, 잠이 안 온다고 염려하기에 시간 감각이 느려지는 경우가 많다. 그래서 수면 애플리케이션으로 객관적 수면시간을 측정하는 것은 인지행동치료에 도움이 된다.

인지행동치료를 위해 아래와 같이 생각하면 좋다.

'나는 내가 생각하는 것보다 잠을 많이 잔다.'

'단기간 잠을 못 잤다고 낮시간 컨디션이 나빠지지 않는다.'

'지난밤에는 못 잤지만, 오늘은 푹 잘 것이다. 낮잠을 자지 않았으니, 피곤해 푹 잘 것이다.'

'사람마다 필요한 수면시간은 다르다.'

'나는 인지행동치료를 배웠으니 수면은 개선될 것이다.'

잠을 부르는 습관을 만들라

인간은 습관의 동물이다. 영국 런던대학에서 연구한 결과 습관이 만들어지는 기간은 21일, 만들어진 습관이 사라지는 데는 66일이 필요하다고 한다. 또 다른 연구에서는 21일의 습관 후 새로운 행위가 완전히 몸에 정착하는 데 66일이 필요하다고 한다. 불면으로 고생한다면 새로운 수면 습관을 만들어 보는 것은 어떨까.

나만의 수면 스케줄을 만들자. 잠자리에 드는 시간과 침대에서 나오는 시간, 침대에서 보내는 시간을 습관으로 정하는 것이다. 잠드는 시간과 관계없이 침대에서 일어나는 시간을 규칙적으로 정하면 좋다. 아침 기상 후 커튼을 걷어 빛을 쬐고, 낮시간 햇빛 아래에서 신체활동을 늘린다.

금요일과 토요일 밤에 평소와 같은 시간에 잠자는 습관을 들인다. 주말에 늦게 자면 일요일 밤 불면증이 생긴다. 일요일 아침 늦게 일어나서 햇빛의 노출과 신체활동이 줄어 잠들기 어렵다. 게다가 다음 날 출근 걱정으로 잠 못 이루게 된다.

휴일 아침에도 자신만의 습관(루틴)을 만들라. 신문이나 책을 보거나 산책이나 운동을 하는 등 즐거운 일을 계획하면 침대에서 일어나기 쉽다. 주중 바쁜 일과로 수면이 부족하더라도 1~2시간 이내의 늦은 잠으로 보충하고 침대에서 나오면서 햇빛을 보는 것이 좋다.

일정한 기상 습관을 확립하면 쉽게, 깊게 잠들 수 있다. 자다가 깨는 횟수와 불면의 시간이 줄어들 것이다. 침대는 잠을 위한 공간이란 인식을 만들라. 수면 효율을 높이면, 침대는 잠을 부르는 신호가 될 것이다.

잠이 오지 않는다면 침대에서 벗어나 새로운 활동을 하라. 신경을 안정시키는 일이 좋으며 따뜻한 우유나 초콜릿을 먹는 것도 도움이 된다. 유럽과 홍콩의 5성급 호텔 침대에는 수면 초콜릿이 있다. 단순 업무를 하거나 책을 읽는 것도 좋은 방법이다. 참을 수 없는 졸음이 밀려오면 침대로 간다. 이런 과정을 반복하면 잠은 절로 찾아올 것이다.

잠을 부르는 이완 요법

스트레스 자체가 나쁜 것은 아니다. 어느 정도의 스트레스는 동기를 부여하고 역량을 향상시킨다. 자녀의 탄생과 이사, 결혼, 승진 등 새로운 변화도 스트레스를 준다. 스트레스는 개인의 성장과 발전을 위해 필요하다. 문제는 스트레스가 지나치거나 오래되어 스스로 조절하지 못한다고 생각할 때다. 이렇게 되면 스트레스는 부정적 영향만 끼친다.

스트레스는 잠을 쫓아낸다. 긴장 상태에서 분비되는 스트레스 호르몬인 아드레날린은 심박수와 혈압, 호흡을 증가시켜 신경을 날카롭게 한다. 소화기관과 신체 말단의 혈류를 줄이고 '투쟁과 도피 반응fight or flight'에 필요한 뇌, 근육, 심장, 폐의 혈류를 늘린다. 근육도 긴장한다.

스트레스는 만성 두통과 요통, 콜레스테롤 수치 상승, 부정맥, 과민성 대장증후군, 복통, 장염, 소화불량, 설사 같은 질병을 일으킨다. 불임과 생리통에 영향을 주며 불안과 공황, 분노 장애, 우울증까지 초래한다. 스트레스는 다양한 방법으로 수면을 방해한다.

코골이 남편, 불면증 아내

연구 결과 낮에 스트레스에 자주, 강하게 노출되면 수면 장애 확률이 높아진다. 수면의 질도 나빠져 깊은 수면이 감소하고 얕게 자고 뒤척임도 많아진다. 낮에 증가한 스트레스 호르몬은 밤에 각성 시스템을 활성화시켜 수면을 방해한다. 불면증 환자는 초기 수면 단계와 REM 수면의 뇌파가 더 빠르다. 과도한 스트레스는 뇌를 자극해 수면을 방해한다.

스트레스에 지배당하지 않으려면 이완 반응법을 익혀라. 이완 반응으로 스트레스를 조절하면 숙면을 취할 수 있다. 심장박동과 호흡수가 감소되고 혈압이 낮아진다. 전신 근육의 긴장이 풀어지는 등 수면 준비가 된다. 숙면은 당뇨 환자의 혈당을 안정시키고 수술 환자의 회복 속도를 높인다. 출산 시 분만 시간과 진통을 감소시키고, 면역력을 높인다.

신체와 정신을 이완시키는 방법은,
첫째, 전신의 긴장을 푼다. 눈을 감은 채 편히 눕거나 앉은 상태에서 긴장이 풀리는 느낌을 가지라. 몸이 이완된다는 생각을 하며 심호흡을 하면 실제로 몸이 편안해진다.

둘째, 긴장을 완화시키는 호흡을 하라. 깊고 느린 호흡, 복식호흡이 좋다.

셋째, 생각하면 기분이 좋고 편안해지는 장소, 사람을 떠올리는 것도 좋다. 하루 10~15분 정도 긴장을 풀고 정신을 진정시키는 시간을 가져라.

편안한 자세로 소음을 차단하고 주변의 방해가 없는 공간에서 하면 좋다. 반복해서 익숙해지면 긴장을 풀 수 있다.

불면증에 어떤 자세로 수면했었는지 떠올리고 그 자세를 취하는 것도 도움이 될 수 있다.

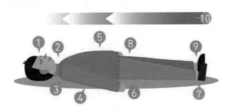

점진적 근육이완법(PMR)

미국의 제이콥슨 박사가 1938년에 만든 이완요법으로
전 세계적으로 공인된 이완치료법으로 알려져 있음

① 얼굴 근육을 긴장시켰다 풀어라
② 목 근육을 긴장시켰다 풀어라
③ 어깨를 조였다 풀어라
④ 오른팔, 왼팔 순으로 이완시켜라
⑤ 숨을 쉬어가며 가슴과 복부 근육을 이완시켜라
⑥ 오른쪽 엉덩이를 이완시켜라
⑦ 오른쪽 발과 발가락을 이완시켜라
⑧ 왼쪽 엉덩이를 이완시켜라
⑨ 왼쪽 발과 발가락을 이완시켜라
⑩ 다리, 복부, 가슴, 팔, 얼굴 순으로 서서히 이완을 느껴라

인포그래픽 권세라   KBS ◎

코골이 남편, 불면증 아내

긍정심리학을 활용하라

명상도 좋다. 명상 앱을 활용하거나 유튜브에서 명상을 검색해 활용하라. 명상을 하면서 자신의 사고 패턴을 찾아보라. 사건이 일어나면 나의 반응 패턴을 살피라. 상사가 방으로 오라면 어떤 생각이 드는가. '지시할 사항이나 대화할 것이 있다고 생각하는가', 아니면 '뭘 잘못했거나 혼날 일이 있다고 생각하는가'. 사람은 자극이 주어지면 반응한다. 부정적인 사고를 주로 하는 사람은 성급하게 결론내리고 상황을 악화시키는 경향이 있다.

부정적 사고는 자기와 대화로 이어진다. 내면의 부정적 사고를 인지하라. 부정적 사고는 무의식적으로, 자동적으로 일어나므로 인지가 어렵다. 부정적 생각을 글로 써보면 좋다. 시간이 지나 다시 보면 왜곡되고 잘못된 생각임을 알게 되는 경우가 있다.

믿을 수 있는 주변 사람에게 상황을 설명하고 지혜를 구하라. 자신의 생각만큼 상황이 나쁘지 않다는 것을 알게 될 것이고, 때로는 해결책도 찾을 수 있을 것이다. 그리고 상대에게 감사를 표하라.

부정적 사고를 극복하는 좋은 방법이 있다. 『인간관계론』과 『행복론』으로 유명한 데일 카네기의 책에 '운명이 당신에게 레몬을 주면 레몬에이드로 만들어라When life gives you lemons, make lemonade'는 말이 있다. 레몬은 시련을 의미하고, 시련이 주어졌다면 회피하지 말고 기회로 활용하라는 말이다.

만화 『피너츠』 작가 찰스 슐츠는 이렇게 말했다. '나눠 받은 카드로 승부할 수밖에 없어. 그게 어떤 의미든'이라 했다. 이미 발생한 부정적 사건이 내 정신을 좀먹도록 내버려두지 말고, 내 삶에 어떤 의미인지, 어떻게 극복하고 성장할 것인지 고민한다면 불면의 시간은 줄어들 것이다.

인간관계가 좋아지면 잠이 잘 온다

사람은 혼자 살지 못한다. 고독과 외로움이 건강에 미치는 영향은 많은 연구 결과에서 밝혀졌다. 외로워 잠 못 이루고, 잠을 못 자 외로워진다. 반대로 사회적 지지를 받는 사람은 더 건강하고 신체적, 정신적 질병에 걸릴 위험이 적고 사망률이 낮다.

심각한 질병에 걸렸을 때도 사회적 지지가 있으면 훨씬 빨리 회복한다. 사회적 지지는 애정, 공감, 사교, 소속감 등으로 건강을 향상시킨다. 사람과 관계를 맺을 수 있는 그룹이나 공동체에 소속되는 것도 좋은 방법이다. 반려동물을 기르는 것도 좋다.

극한의 외로움을 겪거나 자신의 삶이 무가치하다고 느낄 때, 극단적인 선택을 하는 사람이 있다. 이들의 유형을 연구한 결과 공통

코골이 남편, 불면증 아내

점을 찾았다. 그들은 다른 사람에게 따뜻한 행동을 하지 않았다. 외로움 자체로 극단적 선택을 한 것이 아니라, 타인을 배려해 본 적이 없는 상태에서 외로움을 느끼니 견딜 수 없었던 것이다. 주변에 자신을 지지해 줄 사람이 없었던 것이다.

타인에 대한 이해와 공감, 따뜻한 대화, 배려는 불면증에도 효과가 있다. 주변에 배려할 사람이 없다면 봉사활동을 하라. 봉사활동으로 기분이 좋아진다. 신체 활동을 통해 숙면을 유도한다. 나보다 불우하고 열악한 환경의 사람을 생각하면 자기 연민과 고민은 하찮은 것이 된다.

타인을 돕는 행위는 스트레스를 낮춘다. 미국에서 조사한 결과 자원봉사를 하는 사람은 그렇지 않은 사람에 비해 사망률이 낮다는 사실을 밝혔다. 타인을 돕는 사람은 그렇지 않은 사람에 비해 면역 기능이 향상되고 감기와 두통, 통증과 불면증이 적다는 결과가 있다.

자신의 문제에만 몰두하는 사람은 문제를 크게 생각하고 불안과 우울이 생기기 쉽다. 타인을 돕는 이타주의는 자신에게 집중되는 관심을 줄여 문제와 걱정을 환기시킨다. 그리고 자신에 대한 긍정적 마음, 자존감을 높일 수 있다.

분노, 부정적 감정을 가라앉히자

타인을 향한 분노의 감정을 줄이자. 분노는 타인에게 상처, 부당한 대우, 위협이나 공격 등을 받았을 때 나타난다. 스트레스와 마찬가지로 부정적 감정 자체가 나쁜 것은 아니다. 부정적 감정을 느꼈다는 것은 뭔가 잘못되고 있다는 신호로 상황을 개선시킬 수 있다.

문제는 잦으면서 부적절한 분노다. 주변의 인간관계를 망가뜨리고 자신의 건강에도 악영향을 준다. 분노는 심혈관계에 해롭고, 실제 분노와 적대감이 높은 사람은 심장마비와 심혈관 질환 발생 위험이 높다.

분노를 효과적으로 다스리기 위해 이완 반응과 인지를 재구성하라. 즉각적으로 나타나는 부정적 사고를 멈추고 분노가 일어난 사건을 재구성하라. 피가 끓어오르는 분노가 잠잠해질 것이다. 타인에게 완벽을 기대하지 말고, 그들도 최선을 다하고 있다고 생각하라.

화나면 산책을 하거나 조용한 음악을 들으며 심호흡을 하라. 분명 효과가 있을 것이다. 앞에서 언급한 대로 낮시간의 스트레스는 스트레스 호르몬의 수치를 높여 숙면을 방해할 것이다. 낮에 발생한 화, 분노를 잘 조절해야 밤에 잘 잘 수 있다.

코골이 남편, 불면증 아내

주변 사람과 자주, 크게 웃어라

사람의 뇌는 행복해서 웃는지, 웃어서 행복한지 구별하지 못한다. 슬프고 힘든 일이 있어도 휩쓸리지 말고, 웃을 수 있다면 어떨까. 상황에 맞지 않는 부적절한 웃음을 말하는 것이 아니다. 힘들고 어려운 상황에도 웃을 수 있는 여유를 말한다.

웃음은 자신과 삶에 긍정 기운과 자신감을 주고 스트레스와 불안, 분노, 우울을 감소시킨다. 웃음은 긴장을 풀고 사람들 사이의 벽을 허물어준다. 유대감을 만들고 타인과의 공감 능력을 높인다.

나는 힘든 레지던트 시절, 혼자 엘리베이터를 타거나 화장실에서 거울을 보면 일부러 웃었다. 그렇게 수개월이 흐르자 인상이 좋아졌다는 말을 듣게 되었다. 웃는 연습을 한 이후로 불면증은 없었다.

교감 신경과 부교감 신경은 시소와 같다. 하나가 활성화되면 다른 하나는 억제된다. 낮에 활동하기 위해선 교감신경이, 밤에 수면을 취하기 위해선 부교감 신경이 활성화된다.

인지행동치료로 교감신경을 억제하고 부교감 신경을 활성화시키면 잠들기 직전 상태가 된다. 뇌파는 느려지고 심장 박동수와 호흡수가 느려진다. 체온이 내려가고 근육은 이완된다. 자연스럽게 눈꺼풀이 무거워질 것이며 편안히 잠들 수 있다.

불면증이 있는 사람과 그렇지 않은 사람들의 생리적 특성이 다르다는 연구 결과가 있어 소개한다.

불면증 환자는 평소 근육의 긴장도가 높고 일반인에 비해 긴장 뇌파를 더 많이 만들어 낸다. 일반적으로 스트레스를 받거나 긴장하면 근육에 힘이 들어가는데 불면증 환자들은 일상생활 속에서 내내 근육에 힘이 들어가 있는 상태인 경우가 있다. 또 불면증이 심해질수록 긴장 뇌파도 많아지는데 이는 뇌의 기능을 떨어뜨리므로 오랫동안 불면증을 앓은 사람은 기억력 및 집중력 저하, 불안증, 우울증 등을 앓게 된다.

지속적 긴장 상태인 경우 온몸에서 땀이 배출되는데 땀은 소금물과 같아서 전기가 잘 통하기 때문에 피부에 전류가 흐르는 정도를 측정하면 긴장의 상태를 측정할 수 있다. 연구 결과, 불면증이 있는 사람들은 그렇지 않은 사람들에 비해서 피부 전기전도가 더 잘 된다는 것을 밝혀냈다. 따라서 불면증 환자는 보통 사람보다 더 긴장하고 있다는 것을 알 수 있다.

이러한 실험결과는 불면증 환자들은 심리적인 면뿐만 아니라 생리적인 면에서도 변화를 주어야 함을 시사한다. 명상, 이완운동, 심호흡, 숫자 거꾸로 세기, 요가, 필라테스, 잔잔한 음악 감상 등이 도움이 될 수 있다.

• 참고문헌 : 신홍범, 『불면증, 당신도 치료될 수 있다』 소라주, 2015

코골이 남편, 불면증 아내

디지털 불면증 치료

불면증에 인지행동치료가 좋지만, 정신과에서 인지행동치료를 하기는 어렵다. 불면증 환자는 1주 간격으로 병원에 방문해 인지행동치료를 받는다. 의사는 환자의 주관적 진술에 의존해 경과를 파악한다. 주 1회 방문으로 효율적인 진료가 어렵다.

이를 해결하기 위해 ㈜에임메드는 디지털 불면증 치료제를 개발 중이다. 식약처에 정식 등록해 의사의 처방을 받는 디지털 치료제로, 스마트폰 애플리케이션을 활용해 인지행동치료를 받을 수 있다. 김수진 디지털 신약개발실 본부장(정신과 전문의)은 '마음이 건강해야 신체도 건강하다'며, 디지털 치료제 개발과 상용화를 위해 최선을 다하겠다고 한다.

디지털 치료제가 식약처를 통과해 많은 정신과 병의원에서 인지행동치료를 했으면 한다.

PM 11-12   AM00-01   AM01-02   AM02-03

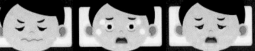

아직도 잠 못자는 당신! 건강한 잠을 자기 위해 기본적으로 지켜야 하는 수칙

낮잠 피하기
필요하다면 오후 2-3시경 15분 내외의 낮잠은 가능하다. 다만 이보다 늦은 오후의 낮잠과 잠 시간의 낮잠은 수면-각성 주기를 해칠 수 있으니 피해야 한다.

일정한 시간에 일어나기
취침시간을 일정하게 하기보다는 기상시간을 일정하게 유지한다.

술은 가급적 피하기
알코올은 수면 유도 효과를 갖고 있으나 대사과정을 거쳐져 생기는 산물은 수면유지에 문제를 일으켜 이른 새벽 각성을 유발하고 장기 복용 시 수면자체의 변화를 유발한다.

카페인 피하기
카페인의 각성효과는 14시간까지 지속된다.

두뇌의 활동 줄이기
취침 전에 흥미로운 TV프로그램을 시청하거나 재밌는 책을 읽는다면 뇌는 한창 활동을 한다.

저녁시간 흡연 피하기
니코틴은 흥분을 가라앉히고 긴장을 완화하는 것으로 알려지나 실제로는 도파민의 활성을 증가시켜 각성을 유발한다.

수면의 좋은습관 키우기
자신에게 잘 맞는 좋은 환경(수면에 알맞은 침구, 조명, 소리, 온도)과 잠들기 전의 일정한 행동 패턴(양치질, 가벼운 스트레칭, 미지근한 물로 하는 샤워 등)만들기.

스마트폰 자제하기
스마트폰 사용은 뇌가 잠으로 들어가는 것을 방해한다.

코골이 남편, 불면증 아내

안전한 수면제 사용과 중단법

대학병원 레지던트 시절 주변 사람들이 약처방에 도움을 요청할 때가 있다. 전립선 비대증에 사용하는 약 중에서 남성형 탈모에 도움이 되는 약과 안전한 수면제 문의였다. 탈모는 프로페시아정(1mg)을 먹으면 도움이 되고, 수면제로는 스틸녹스(성분명 졸피뎀)를 알려줬다.

의과 대학시절 정신과에서 불면증의 1차 치료는 인지행동치료라 배웠기에 낮시간 활동량을 늘리고 잠들기 전 따뜻한 물에 목욕하라고 했지만, 지인들은 수면제부터 찾았다. 수면제는 편리하지만, 제대로 사용하지 않으면 오남용과 중독 문제가 생긴다.

불면증을 치료하는 첫 번째 단계는 인지행동치료다. 5~8주 정도 인지행동치료로 잠자는 시간을 조정하고 잠에 대한 교육과 훈련을 한다. 수면 패턴을 꾸준히 기록하고 평가한다. 스마트워치와 스마트폰 앱을 활용하면 편리하다.

인지행동치료에 효과가 없으면 수면제를 처방한다. 부작용과 오남용 사례가 있지만, 수면제 복용을 두려워할 필요는 없다.

불면증 약물 치료의 목적은 수면의 양과 질을 개선시켜 낮시간의 활동을 돕는 데 있다. 수면제 사용 원칙은 다음과 같다.

첫째, 일과성 또는 일시적 불면증이다. 불면이 일상생활의 변화로 나타나며 보통 수일 내에 그친다. 가벼운 긴장이나 흥분을 초래하는 일, 대학 입시와 취업 면접 전날, 비행시차 등에 해당하는 일이다. 대부분 약물치료는 필요 없지만, 다음날 생활에 장애가 생긴다면 단기 수면제를 고려할 수 있다.

둘째, 단기간 또는 급성 불면증이다. 직장에서의 해고, 중대한 재정적 손실, 이혼, 사별 등 평균적인 스트레스를 넘는 경우다. 급성 불면증이 초기에 조절되지 않으면 만성 불면증으로 진행될 수 있다. 만성 불면증의 진행을 막기 위해 단기 수면제를 고려할 수 있다. 3~4주를 넘지 않는 것이 좋다.

셋째, 장기 또는 만성 불면증이다. 짧게는 1~2개월, 길게는 수년간 지속된다. 원인으로 만성 우울증, 하지불안증후군, 통증 등 만성 신체질환이 있다. 만약 수면제를 3주 이상 사용해도 효과가 없다면 불면의 원인을 찾아 해결해야 한다. 불면으로 고생한다면 주 2~4회 정도 불연속적인 수면제 사용을 고려할 수 있다. 4주를 넘어서 수면제를 사용하면 내성과 의존이 생긴다.

좋은 수면제의 조건

불면증은 수면제를 처방해야 된다는 인식이 있다. 하지만 명심해야 한다. 좋은 수면제는 있지만 완벽한 수면제는 없다. 좋은 수면제는 빠른 수면 유도와 유지는 물론 수면의 질을 높게 하고, 약물 잔재효과가 없어 다음 날 졸림, 기억력 저하 등 일상생활에 지장이 없어야 한다. 많은 종류의 수면제가 출시되었고 과거에 비해 안전하지만 아직까지 완벽한 수면제는 없다.

스틸녹스는 벤조디아제핀 성분이 들어있지 않은 약으로 세계 수면제 시장 1위 약이다. 이전의 치료제보다 내성, 의존성, 금단증상이 개선되어 의사들이 많이 선택한다.

스틸녹스 이전의 벤조디아제핀 성분의 약은 내성, 의존성, 금단증상이 심했다. 스틸녹스도 벤조디아제핀 계열보다는 안전하지만 부작용이 있다. 그래서 2~3주 정도 단기간 사용하고 불면증 개선에 효과가 있는지 확인해야 한다. 3~4주 이상의 불면은 우울, 불안 장애, 수면 무호흡, 하지불안증후군 등 불면증의 원인을 찾아야한다.

수면제의 작용 기전을 보자.

신경전달물질neurotransmitter에는 두 가지 종류가 있다. 뇌를 흥분시키는 것과 진정시키는 것. 흥분시키는 것은 글루타메이트Glutamate, 아세틸콜린acetylcholine, 도파민dopamine 등이 있다. 신경을 안정시키는 것은 GABA(평온함과 긴장 이완의 신경 물질, gamma-Aminobytyric acid)가 있다.

GABA는 뇌 신경의 흥분을 억제한다. 밤에 GABA가 작용해야 잠을 잘 수 있다. 신경세포의 전압은 –70mV에서 +30mV가 되어야 활성화되는데, GABA 수용체는 Cl^- 채널을 열어 Cl^-를 유입시키고 신경세포의 전압을 낮춰 흥분을 가라앉힌다.

졸피뎀은 신경 안정 물질 GABA를 활성화시키고, 흥분 물질인 세로토닌Serotonin을 억제시켜 수면을 유도한다. 아래는 GABA 수용체인데, GABA가 붙는 부위가 있고, 에탄올, 프로포폴(마취주사), 벤조다이아제핀 결합 부위도 함께 존재한다. 술과 프로포폴, 벤조디아제핀은 졸음을 유도한다.

코골이 남편, 불면증 아내

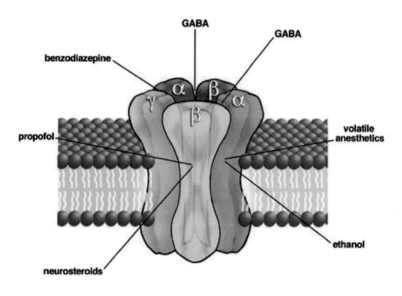

GABA 수용체 및 다양한 리간드가 결합되는 곳

출처 : https://www.wikiwand.com/en/GABAA_receptor

　졸피뎀은 수면 잠복기 감소, 총수면 시간 증가, 수면 질 개선, 수면 유지에 도움을 준다. 졸피뎀은 20분 내에 효과가 발생하여 1~2시간가량 작용한다. 흔한 부작용으로 두통과 어지럼증, 졸림이 있는데 이 때문에 사용자가 넘어져 낙상 골절을 겪을 수 있다. 50대 이후 야간뇨로 화장실을 갈 때 어두운 침실 환경과 이 증상 때문에 종종 사고가 생긴다. 그래서 초기 용량을 낮추고 경과를 보며 용량을 높이는 것이 좋다.

　한때 졸피뎀 괴담이 떠돌았다. 졸피뎀 복용 후 자살 시도자와 몽유병이 늘었다는 것이다. 졸피뎀 복용 후 자살 위험이 2배 높았다는 논문(Journal Mayo Clinic Proceedings, 2016)이 있다. 자살로 사망하거나 자살시도 한 2199명과 일반 성인을 대조군으로 비교했을 때 졸피뎀 복용군에서 2배 높은 자살이나 자살 시도를 보였다는 것이다. 이 연구에서 환자들이 복용한 졸피뎀은 하루 90mg미만 및 90~179mg, 180mg 이상으로 국내 성인 권장량 10mg과 비교해 과도하게 많았다.

수면제 복용 후 다른 곳에서 깨거나 자신도 모르게 음식을 조리해 먹고, 심지어 자동차를 타고 돌아왔다는 사람도 있다. 수면관련 행동장애는 다른 약물이 원인일 때도 있지만, 주로 수면제 부작용인 경우가 많다. 수면 내시경을 위해 마취제를 써도, 말하고 자극에 반응하지만 검사 후 기억하지 못하는 것과 같다.

수면제는 진정작용으로 각성 수준을 떨어뜨리는데, 대뇌의 전전두엽 피질이 억제되어 이상행동이 나타난다. 술 취하면 평소와 다른 사람이 되는 것과 유사하다. 약물을 중단하면 금방 회복된다. 특히 졸피뎀은 속효성으로 약효가 금방 사라진다.

벤조디아제핀계 수면제는 과량 복용하면 폐렴 위험이 2배 높아지며 호흡기능을 억제해 자살에 악용되기도 했다. 또 장기 복용하면 인지기능 저하와 치매 위험이 있다.

졸피뎀계 약물은 과량 복용해도 부작용이 적고 신장, 간, 뇌 등에 비가역적 손상을 주는 경우는 드물다.

수면제 사용에 신중을 기해야 하는 경우가 있다. 수면 무호흡증, 심한 코골이, 호흡기 질환을 가진 경우 수면제 사용에 주의해야 한다. 알코올과 약물 남용 가능성이 있거나 고령자, 임산부 그리고 야간에 각성해야 하는 소방관, 경찰도 수면제 복용에 주의해야 한다. 특히 마약성 진통제, 벤조디아제핀계, 알코올이 졸피뎀에 섞이면 위험한 약물 상호 작용이 나타난다.

일반의약품 중에서 수면효과를 위해 항히스타민제나 독실아민, 디펜하이드라민을 사용하는데, 단기 사용 목적으로 1주 이상 장기 사용은 권하지 않는다.

수면제는 대증요법 치료제이다. 통증에 진통제가 효과 있는 것처럼 수면제는 불면에 효과가 있다. 하지만 불면의 원인을 모르고 수면제를 습관적으로 사용하면 불면이 악화되고 만성화된다. 수면제 의존성과 중독까지 진행된다.

우울증, 불안장애 등 정신적 문제로 생긴 불면에 항불안 작용이 없는 졸피뎀이나 스틸녹스는 효과가 없다. 효과가 없다고 수면제 용량만 늘리면 기억력 저하와 이상행동 등 부작용이 커질 뿐이다.

수면제 사용은 인지행동치료와 수면 위생을 개선시키는 시도를 먼저 하거나 병행하면서 단기간 사용해야 한다.

수면제에 중독되면 끊기도 어렵다. 수면제를 끊는 것은 금연과 금주하는 것만큼 어렵다. 수면제를 장기 복용했다 중지하면 반동성 불면증으로 더욱 힘들다. 두통, 구역, 어지러움, 우울 등 금단 증상도 괴롭다. 다시 수면제를 복용하면 의존과 내성이 강화되며 수면의 질이 나빠지는 악순환에 빠진다.

수면제를 중지할 때는 다른 치료와 병행하면서 계획적으로 줄여야 한다. 몇 가지 수면제를 동시 복용한다면 한 가지 약물로 줄이며, 격일로 복용하는 등 횟수를 줄이는 방법을 택한다.

인지행동치료와 수면 위생을 개선시키는 등 비약물적인 요법을 병행하는 것도 좋다. 수면제 중지를 결심했으면 최소량을 같은 시간에 복용하라. 그리고 수면제 없이 지내는 날을 늘리면 된다.

2장 부록에서 설명한 것처럼 기상시간을 일정하게 하면서 수면제 용량을 점진적으로 줄이는 것이 좋다. 병의원에서 의사와 상담하며 진행하면 수월하게 줄일 수 있다.

사람의 의지는 바위도 뚫을 수 있지만, 동시에 사람의 의지만

큼 믿을 수 없는 것도 없다. 우리는 다이어트, 금연, 운동 등을 수 없이 결심하고 실천하려 하지만 오랫동안 하는 사람은 드물다. 자녀의 공부 문제도 그렇다. 자기주도 학습이 가능한 사람은 전체의 4% 미만이라 한다.

수면제를 끊는 것도 그렇다. 나의 의지에 추가로 실행에 옮길 장치를 마련하면 좋다. 연예인 중 출산 1,2개월 후 10kg을 감량하고 대중 앞에 나타나는 경우가 있다. 그들이 강인한 의지만으로 감량에 성공했을까. 그들은 4% 안에 드는 강력한 의지를 가진 사람일 수 있다.

하지만 대부분의 연예인은 그렇게 할 수밖에 없는 환경을 만들었다. 출산 1, 2개월 후 10kg을 감량하지 못하면 위약금 조항이 있고, 트레이너와 영양사가 식단과 몸매를 관리하는 경우가 많다. 자신의 의지에 약간의 환경을 추가하면 좋다.

가족의 지지와 격려가 도움이 될 것이며, 혼자서 어렵다면 수면 클리닉과 병의원을 방문하는 것이 도움이 될 것이다.

코골이, 수면 무호흡 치료
(새로운 수면 다원검사법)

예능 프로에서 강호동 님과 같은 방을 썼던 문세윤 님이 강호동의 코골이로 한숨을 못 잤다며 '호랑이와 한 방을 이틀간 사용하니 일주일이 피곤하다'고 했다. 정작 코를 고는 사람은 소리를 듣지 못하는데, 함께 자는 사람은 괴로운 밤을 보낸다. 나도 결혼 전까지 심하게 코를 고는지 몰랐다. 코골이 측정 앱으로 들어본 소리는 심각했고, 옆 사람의 수면을 방해했다.

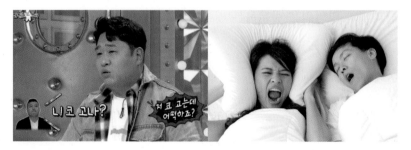

출처: 라디오 스타

코골이 남편, 불면증 아내

코골이는 코에서 인후두까지 공기가 흐르는 부위 중 좁아진 부분에 공기가 빠르게 지나면서 이완된 연구개와 목젖 등 주위 구조물이 진동을 일으키는 것이다. 비만으로 목 주위 지방이 축적되거나 혀, 편도 등의 조직이 비대해진 경우에도 상기도가 좁아져 코골이가 생긴다. 소아는 편도와 아데노이드가 비대한 경우 코를 곤다. 비강과 인후두 사이가 완전히 막히면 수면 중 폐쇄성 무호흡이 발생한다.

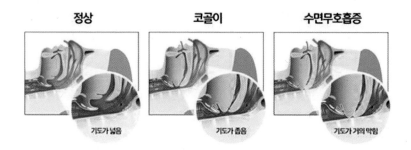

깨어 있을 때와 잠잘 때의 근육 긴장도 차이가 있다. 깨어 있으면 근육이 긴장하지만, 잠들면 근육이 이완되고, 기도의 좁아진 부위에 공기 흐름이 빨라지면서 주위 연조직이 떨린다. 기도가 막히는 정도가 심해지면 10초 이상 숨이 끊기는 무호흡으로 진행된다.

코골이와 무호흡 모두 호흡량 감소와 저산소증이 생긴다.

구조적(폐쇄성 무호흡)으로 좁아지는 경우

기도 폐쇄는 주로 코, 목젖 뒤, 혀 뒷부분에서 일어난다. 한 부위가 아니라 여러 부위 폐쇄가 동시에 나타나기도 한다. 알레르기 비염, 만성 비염, 비중격 휘어짐, 비용종 등으로 코가 막히면 호흡을 위해 큰 음압이 필요하다. 높아진 음압으로 공기 속도가 빨라지면 목젖이나 혀처럼 유동적인 부위가 빨려 들어가 코골이나 무호흡이 발생한다.

코막힘이 심해 입으로 숨 쉬면 턱이 뒤로 처져 혀 뒤쪽이 막혀 호흡곤란이 일어난다. 아침에 일어나면 입안이 건조하다. 목젖 주위(연구개)의 막힘, 편도의 비대, 비만으로 기도 주위에 지방이 축적되어도 코골이를 한다.

기능적으로 좁아지는 경우

해부학적 원인과 동반되는 경우가 많은데, 나이가 들어 근육의 탄력이 저하되면서 기도가 좁아진다. 만성적으로 코를 골면 목젖과 연구개 조직이 진동으로 손상되어 감각 기능이 떨어지고 근육 조직도 파괴, 변성되어 기도확장이 어려워진다.

호르몬 변화도 영향을 준다. 여성 호르몬은 근육의 탄력성을 유지시켜 주는데, 호르몬 감소로 폐경 후 여성 코골이가 증가한다.

비만도 기도를 좁게 만들고, 축적된 지방은 기도 점막의 탄력성을 약화시켜 코골이를 악화시킨다.

뇌의 호흡조절 능력에 문제가 생기는 경우도 있다. 혈중 이산화탄소의 농도가 높아지면 뇌의 호흡 중추를 자극하는데, 이 기능에 문제가 생겨도 호흡 장애가 나타난다.

구조와 기능적 폐쇄의 복합작용

구조적 문제와 기능적 문제는 서로 영향을 준다. 어릴 때는 주로 구조적 문제이며, 나이가 들면 기능적 문제가 많다. 어릴 때 구강 구조가 나쁘게 형성되면 근육이 골격에 맞게 발달하고, 젊을 때는 근육의 탄력성으로 기도가 유지되다 나이 들면 기능적으로 쉽게 기도가 폐쇄되어 코골이와 무호흡증이 나타난다.

코골이와 무호흡은 상호 관련이 있으며 주간 피로감, 졸림, 성격 변화(과민하고 공격적인 성격, 우울 등), 발기부전과 성 욕구 감소 등 여러 부분이 증상으로 나타난다. 소아는 학습 부진이나 발달 장애가 있을 수 있고 입으로 호흡을 해 얼굴이 길어지기도 한다.

수면 다원검사에서 무호흡이나 저호흡이 시간당 5회 이상이면 수면 호흡 장애로 진단된다. 무호흡과 저호흡이 시간당 5~15회면 경증, 15~30회 미만이면 중등증, 30회 이상이면 중증으로 분류한다. 수면 무호흡의 90% 이상은 폐쇄성 수면 무호흡(숨 쉬려 하지만 기도가 막혀 발생)이다. 중추성 수면 무호흡(숨 쉬려는 노력 자체가 중지된 것)증은 호흡이 멈춘 상태에서 호흡운동도 같이 사라진다.

수면 무호흡은 심한 코골이와 거친 숨소리가 동반되다 무호흡으로 조용해진 후 시끄러운 소리와 함께 호흡이 시작되는 양상을 보인다. 코골이는 정상 성인에게도 나타나며 60세 이상 남성의 60%, 여성의 40%가 코를 곤다는 보고가 있다. 반대로 수면 무호흡 환자의 6%는 코골이가 없다는 보고가 있다.

코골이는 가족의 수면을 방해하므로 치료를 받는 게 좋다. 수면 무호흡은 가족이 발견해 병원으로 데려오는 경우가 많다. 환자가 수면 중 잠에서 자주 깨 불면을 호소하는 경우도 있다. 일반적인 불면 환자와 달리 잠드는 어려움은 없다. 수면 무호흡으로 복압이 상승하고 방광이 눌려 야간 배뇨를 하는 경우도 있다.

수면 무호흡으로 수면의 질이 나빠지면 피로감과 주간 기면이 나타난다. 주간 기면증은 충분한 수면을 취해도 낮에 참을 수 없는 졸음이 쏟아지는 증상을 말한다. 운전 중에 졸음이 와 사고 위험이 높고, 식사나 대화 중에도 졸린다. 주간 기면의 원인은 다양하지만, 가장 흔한 원인은 수면 무호흡증이다. 피로감으로 집중과 기

코골이 남편, 불면증 아내

억, 판단력이 떨어지며 예민하고 공격적인 성격, 불안, 우울 증상이 나타난다. 남자는 성욕 감소와 발기부전이 동반된다.

　수면 무호흡과 저호흡 환자는 뇌졸중이나 심부전 같은 심혈관 질환 위험이 높다. 무호흡이 발생하면 혈압이 올라 뇌 혈류가 증가하고, 호흡 후 혈류가 낮아지는 현상이 반복된다. 그 결과 혈관벽의 탄력성이 저하되고 혈압 조절 능력이 떨어진다.

　혈액 내 산소 농도가 낮아지고 이산화탄소가 증가해 뇌혈관이 확장되어 압력이 증가한다. 이런 현상이 반복되면 뇌졸중의 위험이 커진다. 잠자는 동안 발생하는 뇌졸중의 주요 원인으로 코골이와 수면 무호흡이 많다.

　중증 수면 무호흡 환자는 정상인에 비해 2~4배 부정맥이 많다는 보고가 있다. 무호흡이 발생하면 맥박이 30~50회/min로 감소하고 호흡이 시작되면 90~120회/min가 된다. 서맥은 무호흡의 길이와 산소 포화도와 관련 있고, 수면 중 심각한 부정맥이 발생하는 것은 관상동맥질환과 관련성이 있다. 산소포화도가 65% 이하로 떨어지면 심실 부정맥이 생긴다.

　수면 무호흡은 고혈압에도 관련 있는데 고혈압을 동반한 무호흡 환자에게 지속적 양압호흡기를 사용하면 혈압이 떨어진다는 보고가 있다. 조절되지 않는 고혈압 환자는 수면 무호흡 여부를 확인하면 좋다.

비만한 중년 남성이 고혈압에 더해 장기간 심한 코골이를 하며 주간에 기면이나 아침 두통을 호소하면 수면 무호흡을 의심할 수 있다. 배우자나 가족의 진술이 판단에 도움을 준다.

병원을 찾아 구강 및 인두를 보고 큰 구개편도, 목젖, 낮은 연구개, 두껍고 큰 혀, 과도하게 주름 잡힌 인두 점막이 있는지 관찰한다. 비강, 비인두, 후두를 관찰해 비중격이 휘어지지 않았는지, 아래 코 선반이 크거나, 비용종 여부를 확인한다. 환자의 체중, 체질량 지수, 비만도를 측정하고 무호흡에 동반되는 고혈압, 부정맥, 심부전증 검사를 한다.

수면 무호흡을 확진하는 방법은 수면다원검사다. 수면다원검사는 잠자는 동안 뇌파, 안구, 근육 움직임, 입과 코를 통한 호흡, 코골이, 흉부와 복부의 호흡운동, 동맥혈 산소포화도, 심전도, 근전도, 수면 비디오 촬영 검사로 수면과 관련된 질환을 진단하고 치료 방향을 알려준다.

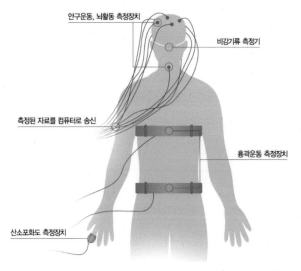

안구운동, 뇌활동 측정장치

비강기류 측정기

측정된 자료를 컴퓨터로 송신

흉곽운동 측정장치

산소포화도 측정장치

기본적인 수면 다원 검사를 시행하는 모습

수면다원검사는 검사실에서 다수의 센서를 부착하고 잠을 자면서 검사한다.

수면다원검사는 수면 무호흡의 진단에 가장 중요한 검사다. 수면의 단계와 형태를 파악하고 공기의 출입과 무호흡을 확인하고 혈중 산소 포화도의 변화를 감지하고 근육의 움직임이나 부정맥까지 파악한다.

수면다원검사로 무호흡이 폐쇄성인지, 중추성인지 혹은 혼합형(폐쇄성과 중추성이 같이 있는)인지 파악할 수 있다. 다만 하루 정도는 입원해야 하고 많은 검사 장비와 숙달된 검사자에 따른 비용이 부담이다. 미국의 수면다원검사는 2000~5000달러이며, 우리는 45~200만 원 정도의 비용이 든다.

수면다원검사를 통해 폐쇄성 수면 무호흡을 확인하고 폐쇄부위를 찾는다. 코와 입에서 기도까지 모든 부분이 좁아질 수 있다. 부위에 따라 치료 방침이 달라지고 치료 예후도 다르다. 그러나 아직까지 폐쇄부위를 정확히 찾는 방법은 없어, 여러 검사를 병행한다. 비인두 굴곡 내시경으로 비인강, 연구개, 혀의 기저부를 관찰한다. 두경부 CT, MR로 좁아진 부위를 찾기도 한다.

수면다원검사는 많은 요소를 측정하지만 폐쇄성 수면 무호흡의 진단과 중증도 기준은 무호흡/저호흡(AHI:apnea/hypopnea index)의 횟수와 산소 포화도 저하(ODI3~ODI4:3~4% oxygen desaturation index) 여부이다.

수면다원검사의 뇌파EEG 소견의 각성은 판독에 따라 차이가 크고 진단에 미치는 영향은 적다. 이를 고려하면 재택 수면검사의 장점이 있다. 환자의 집에서 실시해 편하게 검사를 받을 수 있고 수면다원검사보다 비용이 저렴하다. 미국, 영국, 독일, 스위스 등은 단순 수면검사 또는 재택 수면검사를 대체 검사로 받아들인다.

재택 수면검사를 위해서는 검사의 안전성과 정확도를 확보해야한다. 심한 심부전이나 호흡부전, 신경 근육계 질환이 있으면 저산

코골이 남편, 불면증 아내

소중이나 부정맥 위험이 있어 검사실에서 해야 한다. 간단한 기준으로 평지 1Km정도를 걸을 수 있으면 재택 수면 검사는 가능하다.

수면검사실이 2500개 이상인 미국에 비해 한국의 수면검사실은 100곳 정도다. 반면 수면다원검사를 필요로 하는 사람은 120만 명, 폐쇄성 수면 무호흡 환자도 최소 40만 명 이상으로 추정된다. 우리도 재택 수면검사나 단순 수면검사 도입을 고려해야 한다.

디지털 헬스케어의 발전으로 안전하고 편리하며 정확도가 높은 수면검사법이 개발되었다.

A-sleep(대표 이동현)은 와이파이 기술과 IoT(사물인터넷)를 활용해 센서 부착 없이 수면을 모니터링하는 기술을 확보했으며 수면다원검사의 뇌파, 근전도, 안구 움직임과 호흡의 관련성을 파악했다. 미국 수면학회에서 받은 6000명 수면다원검사 자료에서 뇌파와 호흡 데이터를 확보해 호흡과 수면 관계를 분석했다. 뇌파의 정확도는 85%, 호흡은 76%의 정확도를 선보였다. 수면다원검사의 센서 부착 방식과 비교해 비접촉/호흡 측정 방식이 90% 수준까지 일치한 것이다.

A-sleep의 비접촉 방식은 IoT기술로 활용성을 높였다. 인공 지능 스피커는 렘수면 중에 알람을 준다(렘수면에 기상하는 것이 좋다). 수면을

측정하는 수면 일지(침대에 들어간 시간, 잠든 시간, 깨는 시간 등)도 자동으로 기록된다. 수면 일지를 바탕으로 수면 위생 관리가 쉬워진다. 와이파이 신호로 LED 조명을 조절한다. 앱으로 연동되어 자신의 수면을 즉시 파악할 수 있고, 데이터가 축적되면 수면 개선 여부도 알 수 있다. 명상과 근 이완 솔루션까지 제공하며 침대에도 활용 가능하다.

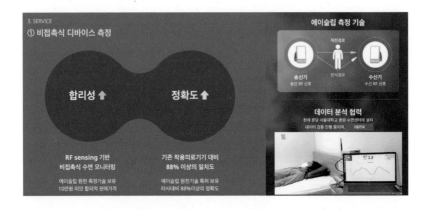

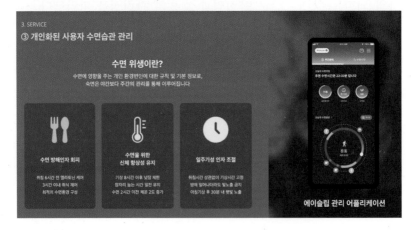

코골이 남편, 불면증 아내

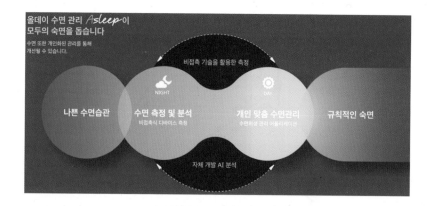

심장 박동수와 복부 움직임을 이용하여 수면무호흡을 측정하는 방식도 있다. 1960년대 출산 시 태아의 질식과 심박 수의 변화 논문, 1970년대 수면무호흡과 심장박동수 변화의 상관관계가 밝혀졌다. Guilleminault 교수(Obstructive sleep apnea를 처음 사용한 수면 의학자)는 수면무호흡이 있는 경우 수면 중 심박 수가 느려졌다 다시 빨라지는 현상을 확인했고, 기관삽관술(Tracheostomy: 기도에 구멍을 내어 공기 통로를 확보하는 시술)을 하면 증상이 사라진다는 논문을 1977년 발표했다.

흥미로운 사실은 수면무호흡이 발생했을 때 산소포화도가 떨어지며 심장박동수가 느려지지만, 산소 호흡을 하는 경우 산소포화도가 떨어지지 않고 심박 수는 변화 없이 유지되었다. 논문에서 깨어 있는 상태에서 의도적으로 호흡을 멈춰도 산소포화도가 떨어지면 심박수가 느려진다고 밝혔다.

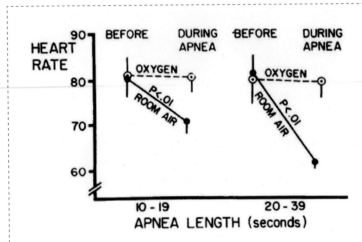

Room Air 호흡(실선)의 경우 Apnea가 발생하면 심박수가 낮아지는데 비해, Oxygen 호흡(점선)의 경우 Apnea가 발생하더라도 심박수가 낮아지지 않는다. Apnea 유지 시간이 긴 오른쪽 그래프에서 더 극명하게 나타난다.

Effects of Oxygen Administration on Apnea Length and Heart Rate

수면무호흡에 의해 심박이 느려지는 현상은 자율신경계와 관련 있고, Guilleminault가 1984년 논문에서 수면무호흡증 환자와 대조군을 비교한 결과 심장박동수가 느려지는 경우는 정상 자율신경을 가진 사람에서만 나타났다. 수면무호흡이 없거나 수면무호흡이 있더라도 자율신경계가 비정상인 사람은 심박수가 느려지지 않았다. 논문은 컴퓨터를 활용해 심전도에서 심박수가 느려지는 패턴을 찾으면 수면무호흡Screening 검사에 유용하다고 밝혔다.

코골이 남편, 불면증 아내

Group		N	CVHR
정상 자율신경계를 가진 수면무호흡증 환자		400	O
비정상 자율신경계를 가진 수면무호흡증 환자	Heart transplants	3	X
	Autonomic neuropathy	7	
	Shy-Drager syndrome	3	X
정상 자율신경계를 가진 정상인		500	X

1984년 Guilleminault 연구 이후 2000년 PhysioNet과 Com-
puters in Cardiology의 공동 주관으로 심전도를 이용해 수면
무호흡을 찾는 알고리즘 경연대회를 열었고, 1차 과제인 Apnea
Screening에서 12개 팀이 90% 이상의 정확도를, 2차 과제인
Event detection에서 7개 팀이 85% 이상의 정확도를 보였다.

Score	Entrant	Date	Entries
30/30	MR Jarvis and PP Mitra Caltech, Pasadena, CA, USA	3 May	3
30/30	B Raymond, R Cayton, R Bates, and M Chappell Birmingham Heartlands Hospital, Birmingham, UK	10 May	3
30/30	P de Chazal, C Henehan, E Sheridan, R Reilly, P Nolan, and M O'Malley University College - Dublin, Ireland	17 July	1
30/30	J McNames, A Fraser, and A Rechtsteiner Portland State University, Portland, OR, USA	12 September	3
29/30	PK Stein and PP Domitrovich Washington University School of Medicine, St. Louis, MO, USA	12 September	2
28/30	JE Mietus, C-K Peng, PCh Ivanov, and AL Goldberger Beth Israel Deaconess Medical Center, Boston, MA, USA (unofficial entry)	27 April	2
28/30	Z Shinar, A Baharav, and S Akselrod Tel-Aviv University, Ramat-Aviv, Israel	29 April	1
28/30	MJ Drinnan, J Allen, P Langley, and A Murray Freeman Hospital, Newcastle upon Tyne, UK	3 May	1
28/30	C Maier, M Bauch, and H Dickhaus University of Heidelberg, Heilbronn, Germany	3 May	2
28/30	M Schrader, C Zywietz, V von Einem, B Widiger, G Joseph Medical School Hannover, Hannover, Germany	7 August	8
27/30	C Marchesi, M Paoletti, S Di Gaetano University of Firenze, Firenze, Italy	28 April	1
27/30	M Ballora, L Glass, B Pennycook, PCh Ivanov, and AL Goldberger McGill University, Montreal, Quebec, Canada (unofficial entry)	3 May	1

PhysioNet과 Computer in Cardiology에서 주최한 Apnea Challenge의 1차 과제 결과,
참가한 13개 팀 중에 90% 이상의 정확도를 보인 팀이 12개였고, 그중 3팀은 100%의 정확도를 보였다.

Score	Entrant	Date	Entries
15994/17268 92.62%	J McNames, A Fraser, and A Rechtsteiner Portland State University, Portland, OR, USA	21 September	4
15939/17268 92.30%	B Raymond, R Cayton, R Bates, and M Chappell Birmingham Heartlands Hospital, Birmingham, UK	22 September	8
15432/17268 89.36%	P de Chazal, C Henehan, E Sheridan, R Reilly, P Nolan, and M O'Malley University College - Dublin, Ireland	22 September	15
15120/17268 87.56%	M Schrader, C Zywietz, V von Einem, B Widiger, G Joseph Medical School Hannover, Hannover, Germany	12 September	9
15075/17268 87.30%	MR Jarvis and PP Mitra Caltech, Pasadena, CA, USA	21 September	3
14788/17268 85.63%	Z Shinar, A Baharav, and S Akselrod Tel-Aviv University, Ramat-Aviv, Israel	11 May	1
14772/17268 85.54%	C Maier, M Bauch, and H Dickhaus University of Heidelberg, Heilbronn, Germany	20 September	5
14591/17268 84.49%	JE Mietus, C-K Peng, and AL Goldberger Beth Israel Deaconess Medical Center, Boston, MA, USA (unofficial entry)	19 May	3

PhysioNet과 Computer in Cardiology에서 주최한 Apnea Challenge의 2차 과제 결과,
전제 13개 참가 팀 중에 85% 이상의 정확도를 보인 팀이 7개 팀이며, 그중 2개 팀은 90% 이상의 정확도를 보였다.

코골이 남편, 불면증 아내

이후에도 심전도를 이용한 수면무호흡 진단 연구는 지속되었고, 태웅 메디칼 디지털 헬스케어 사업부는 T-REX(심전도 + 3축 가속도계 내장)로 수면 무호흡 Screening 정확도를 높였다. 심전도와 함께 복부의 움직임을 측정해 심장박동수의 변화와 복부 호흡 양상을 측정한다. 심전도와 복부 움직임은 독립 변수라 수면무호흡 검출의 정확도를 높일 수 있다. 수면무호흡과 저호흡을 구별하지 못하는 단점이 있지만, 기계를 빌린 후 가정에서 편리하게 수면무호흡을 Screening하는 장점이 있다.

나의 T-REX 검사 결과는 아래와 같다. 참고로 병원 당직인 날 검사를 했고, 중간에 2시간가량 깨어 환자를 보살폈다. 그래서 잠자는 시간은 길고 수면 효율이 낮게 나왔다.

수면 분석 서비스

카네이션 요양병원 Carnation Elven Care Hospital

NAME: 노동준 SEX: 남 AGE: 45 CODE: VIP DATE: 2021-04-19
HOSPITAL: 카네이션요양병원

수면시간 측정 데이터

🌙 누운시간 21:52   😴 잠든시간 21:57

☀️ 일어난시간 07:01   ⏱️ 깨어있던시간 146분

21:57
21:52 ▬▬▬▬▬▬▬▬▬▬▬▬▬▬▬▬ 07:01

---

01 수면시간이 과다합니다

과다

✓ 수면시간 : 9시간 9분

평소 부족했던 수면을 하루에 몰아 자는 것으로 보충하고 계시는가요? 몰아서 자는 잠은 잘 쉬었다는 느낌을 줄수는 있으나 평소의 수면 부족을 완전히 보충하지는 못합니다.
별다른 이유 없이 늘 긴 수면 시간을 유지하고 있다면 개선이 필요합니다. 긴 수면 시간은 치매, 뇌졸중 등의 발병과 관련이 있고 나아가 사망률을 높인다는 연구결과가 있습니다.

관리 TIP

나에게 맞는 수면 시간을 찾으세요.
누적된 피로가 없는 상태에서, 졸음이 오는 시간에 잠자리에 들어, 알람 없이 자연스레 잠 깨까지 소요된 시간이 본인에게 적절한 수면 시간입니다.

자고 일어나는 시간을 일정하게 유지하세요.
적정한 취침 시간과 기상 시간을 정하고 이를 반드시 지킵니다. 휴일에도 잠자리에 오래 누워 있지 말도록 합니다.

---

02 수면효율이 낮습니다

73.4%

✓ 잠들기까지 걸린 시간 : 5분

✓ 수면 중 깬 시간 : 141분

수면 효율을 낮춘 주요 요인은 '수면 중 깬 시간'입니다. 수면 중에는 인식하지 못하는 깸도 자주 발생합니다. 수면 유지를 방해하는 잦은 깸의 원인(수면 환경, 생활환경, 질병 등)을 파악하고 개선하기 위한 노력이 필요합니다.

관리 TIP

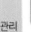

예민한 편이라면 혼자 자는 것이 좋아요.
코골이, 이 갈기, 잠꼬대, 심한 움직임이 있는 사람이나 애완동물과는 곁에 잠자리에 드는 것을 삼갑니다.

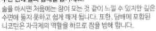

수면 전에 술과 담배를 삼가세요.
술을 마시면 처음에는 잠이 오는 것 같이 느낄 수 있지만 깊은 수면에 들지 못하고 쉽게 깨게 됩니다. 또한, 담배에 포함된 니코틴은 각성제의 역할을 하므로 잠을 방해 합니다.

◆ 수면 부족이 건강에 미치는 영향

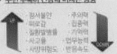

증가	감소
정서불안	주의력
피로감	집중력
질환발병률	기억력
사고율	업무능력
사망위험도	반응속도

◆ 연령별 권장 수면시간

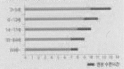

◆ 한국인의 평균 수면시간

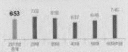

2013년 만 19세 이상의 성인 남녀 약 13,000명을 대상으로 수면시간을 조사한 결과, 평균 6시간 53분으로 권장시간보다 부족하게 자는 것으로 나타났습니다.

◆ 수면효율이란?

잠자리에 누워있는 총 시간 중 실제로 잠을 자는 시간의 비율입니다.
수면효율이 85%를 넘어도 정상적인 수면을 유지 한 것으로 평가합니다.

◆ 연령대별 평균 수면효율

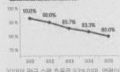

20대의 평균 수면 효율은 93%이며, 연령이 높아질수록 점차 감소하여 40대부터는 10년당 3%씩 낮아집니다.

-1-

코골이 남편, 불면증 아내

카네이션 요양병원 Carnation Silver State Hospital

NAME 노동훈 | SEX 남 | AGE 45 | CODE | VIP | DATE 2021-04-19
HOSPITAL 카네이션요양병원

수면 분석 서비스

03 깊은 수면이 부족한 편입니다

나의 수면 구조

		일반 범위
◆ 얕은 수면	46.6%	44~80%
◆ 깊은 수면	10.8%	6~30%
● REM 수면	16.5%	14~26%
◆ 수면중원	26.1%	5~15%

수면 중 깨는 것이 지속해서 반복되면 얕은 수면은 늘어나고 깊은 수면은 부족하게 됩니다. 깊은 수면은 하루 일과로 지친 몸을 회복시키고 에너지를 충전하는 시간입니다. 수면 중 깨는 시간을 줄여 깊은 수면 시간을 늘리기 위한 노력이 필요합니다.

관리 TIP

매일 규칙적으로 운동하세요.
운동은 땀이 날 정도의 강도로 약 40분간 지속하는 것이 좋으며, 늦어도 잠자리며 들기 2시간 전에는 운동을 마치도록 합니다.

자다가 깨더라도 밝은 빛에 노출되지 않도록 하세요.
강한 빛은 우리 몸을 각성 상태로 유지하게 하고 다시 잠들기 어렵게 합니다. 잠이 오지 않아 침실 밖으로 나오더라도 비교적 어두운 조명을 사용하도록 합니다.

04 수면자세가 양호합니다

시간대별 수면자세

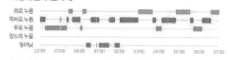

좌로 누움 / 똑바로 누움 / 우로 누움 / 엎드려 누움 / 엎드림

수면자세별 비율

- ● 좌로 누움 25.1%
- ● 똑바로 누움 42.5%
- ● 우로 누움 20.9%
- ● 엎드려 누움 0%
- ● 일어남 11.5%

자세 변경 횟수

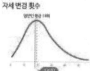

어느 정도 몸을 뒤척이거나 자세를 바꿔가며 자는 것은 정상입니다. 아침에 일어났을 때 신체의 일부분이 아프지 않고 편안하면 좋은 자세로 자는 것입니다. 다만, 엎드려 자는 것은 목이나 허리에 무리를 주어 좋지 않습니다.

◆ 노화에 따른 수면 구조의 변화

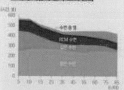

평생 얕은 수면과 REM 수면의 비율은 거의 일정한 반면, 나이가 들수록 깊은 수면을 유지하기는 어려워집니다.

◆ 깊은 수면의 기능

육체의 피로 회복
근육의 회복
상처 치료 (손상된 세포 처리)
사실 정보에 대한 기억 저장 등

◆ REM 수면(꿈 수면)의 기능

몸으로 익히는 (운동기능) 정보의 기억 저장
단기기억에서 장기기억으로의 변환
집중력 향상
감정 조절
중추신경계의 발달

◆ 올바른 수면자세

누구에게나 좋은 완벽한 수면 자세는 없습니다. 그러나 특별한 질병이 없다면 바로 누워 자는 것을 추천합니다.
바로 누운 자세는 척추의 곡선을 정상적으로 유지하고 신체에 압력이 골고루 분산되어 어느 한곳에 무리를 주지 않습니다.

◆ 질환별 피해야 할 수면자세

바로 누운 자세 : 허리디스크 등 허리 질환을 겪고 있는 사람이 바로 누워잘 경우 요통 및 다리 통증이 많을 수 있습니다. 또한 수면무호흡이 있는 사람은 기도 폐쇄를 악화시키는 자세이므로 삼가야 합니다.

왼쪽으로 누운 자세 : 심장이 압박을 받아 심혈관계에 부담을 줄 수 있습니다.

엎드린 자세 : 이 자세는 척추의 변형을 가져오고 어깨와 허리에 무리를 주어 수면을 어렵게 합니다. 특히 목이 꺾인 상태를 지속하게 되므로 목이 좋좋아 있는 사람은 피해야 할 수면자세 입니다.

-2-

카네이션 요양병원
Carnation Silver Care Hospital

수면 분석 서비스

| NAME | 노동훈 | SEX | 남 | AGE | 45 | CODE | | VIP | DATE | 2021-04-19 |
| | | HOSPITAL | | | | 카네이션요양병원 | | | | |

05 수면무호흡증일 확률이 낮습니다

무호흡 의심 지수 기준 15회

15회 미만 / 15회 이상

수면무호흡증 의심 증상

- 심한 코골이
- 숨을 멈췄다 한꺼번에 몰아 쉼
- 숨이 막힐 것 같아 잠에서 깸
- 낮 시간의 심한 졸림
- 낮 시간의 심한 피로
- 집중력 저하

무호흡 의심 지수란 수면 중 무호흡으로 추정되는 생체신호가 시간당 발생한 횟수를 의미합니다. 결과가 15회 미만이므로 수면무호흡증일 가능성은 작습니다. 하지만, 평소에 무호흡 의심 증상이 있었다면 자신의 수면에 대해 지속적으로 관심을 가지시기 바랍니다.

※ 본 검사는 최단검사가 아닙니다. 참고용으로만 사용하시기 바랍니다.

관리 TIP

 비만이라면 체중을 감량하세요.
비만 환자의 50%는 수면무호흡증이 발병합니다. 체질량지수(BMI)가 30인 사람을 기준으로 체중을 10% 감량 했을 경우 수면무호흡증이 26% 감소합니다.

금연, 금주하세요.
흡연, 음주는 인두 점막을 붓게 하여 기도를 좁게 만들고 뇌에 마취 효과가 있어서 반사 기능을 억제하므로 무호흡을 심화 시킵니다. 잠자기 4시간 이내에는 술과 담배를 삼가야 합니다.

수면무호흡증의 원인과 위험인자

 비만환자의 50%는 수면무호흡증 보유

 과도한 음주, 수면제 남용에 따른 연구개와 허의 근육 이완

 선천적인 짧은 턱과 좁은 기도

 나이가 들에 따른 근육의 조절 기능 저하

 유전적 영향

수면무호흡증의 의학적 치료법

✓ 지속적 상기도 양압술(Continuous Positive Airway Pressure, CPAP)
✓ 구강 내 치과 보조기 삽입
✓ 목젖, 연구개 일부, 편도 등의 절제 수술

** 위 치료방법은 의사의 진단과 처방이 필요합니다.

◆ **수면무호흡이란?**

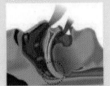

수면을 이용한 연구, 목청, 혀 등의 기도를 막아 일시적으로 숨이 약하거나 호흡량이 줄어드는 현상입니다.
수면무호흡이 있다고해서 모두 수면무호흡 질환자는 아닙니다. 건강한 정상인도 시간당 5회 정도의 경미한 무호흡은 발생할 수 있으며, 피곤하거나 술을 많이 마신 날에도 무호흡이 있을 수 있습니다.
평소 수면을 취할 수 있는 정도의 잦고 심한 무호흡으로 인해 수면무호흡이 의심된다면 수면다원검사로 정확한 진단을 받아보는 것이 중요합니다.

수면무호흡증의 영향

- **수면방해**
: 숨이 막히면 혈중 산소 농도가 떨어지며 우리 몸은 스스로 잠에서 깨 막힌 숨을 쉬게 합니다. 따라서 양질의 수면을 취할 수 없고 낮 시간 동안에 삶의 질을 크게 떨어뜨립니다.

- **질환 유발**
: 수면 중 무호흡이 발생하면 심장은 많은 피를 순환시키기 위해 더 세게, 더 빨리 뛰느라 아파 혈압이 상승하고 심박은 불규칙해집니다. 미경의 많은 지속되면 고혈압, 심장질환 심부전, 부정맥, 심근경색증 및 뇌혈관질환의 발병률이 높아지게 됩니다. 모든 신진대사를 변화시켜 비만이나 당뇨 등을 성인병을 가속화시킵니다. 심할 경우 극심한 스트레스를 받은 심장이 박동을 멈추면서 돌연사의 원인이 되기도 합니다.

◆ **한국인의 수면무호흡 현황**

 27% 男 16% 女

46~69세남성 총 27%, 여성 총 16%에서 시간당 5회 이상의 수면무호흡을 발견되며, 이들 총 17~20%는 치료가 필요합니다.

위 결과를 보면 수면시간에 대한 관리 팁, 수면 효율에 대한 조언, REM/N-REM 수면 등 깊은 수면 효율 측정, 수면자세, 수면

160

코골이 남편, 불면증 아내

무호흡 가능성을 체크해 준다. 집에서 간단한 장비를 부착해서 자신의 건강 결과를 확인할 수 있다. 단. 자가 스크리닝 툴일 뿐, 정확한 진단을 위한 검사는 수면다원검사이다.

수면다원검사를 통해 기도 폐쇄를 확인하면 체중을 감량하고 금주와 금연하는 것이 좋다. 구강 내 장치를 활용하면 아래턱이 앞으로 당겨져 기도가 확보된다. 공기 흐름이 원활해지며 수면 무호흡 증상이 호전된다.

하지만 중등증 이상의 수면 무호흡이나 수면 무호흡으로 고혈압, 허혈성 심장질환이 동반된 경우 적극적인 치료가 필요하다. 구강 내 장치와 지속적 양압치료 같은 비침습적 치료부터 연구개 임플란트, 비강과 인두부 수술 등 수술적 치료까지 한다. 정확한 치료를 위해서는 병의원을 방문해 전문의의 상담을 받는 것이 좋다.

위와 같은 적극적 치료 후 수면다원검사 혹은 재택 수면검사를 반복해 효과적으로 치료되었는지 확인하면 좋다.

③ 불면증 치료의 4가지 접근법

수면장애를 일으키는
신경/정신질환 치료법

    2020년 '코로나19'와 '우울감blue'이 합쳐진 '코로나 블루'란 신조어가 만들어질 만큼 코로나19의 장기화로 일상에 큰 변화가 생겼다. 국가 간 이동에 제약이 생기면서 수출입과 해외 유학 등 문제는 물론 경제 악화와 사회적 거리 두기로 실직을 하거나 폐업하는 자영업자가 늘었다. 회사에 출근하는 대신 재택근무를 하고 수업은 원격수업으로 대체되었다.

    코로나19 백신 접종을 받아도 확산 방지를 위해 계속 마스크 착용과 손씻기, 거리두기를 실천해야 하며, 국가 단위의 집단 면역이 생길 때까지 기다려야 한다. 2021년 상반기 백신 물량 확보 문제와 백신의 신뢰성 문제 등으로 집단 면역 시기가 늦어질 것으로 예상된다.

코로나19 같은 국가적 재난 상황에서 불안과 두려움이 사회 전반에 퍼지는 경우가 있다. '나도 코로나19에 감염될 수 있다'는 불안은 사람을 움츠러들게 만들었다. 가벼운 기침, 콧물에도 코로나에 걸린 것은 아닐까 염려했고, 외부 활동을 자제하고 실내에 머무는 시간이 길어졌다. 감염병 관련 뉴스에 집중하고, 마음을 나눌 사람과 교류가 줄었다.

2020년 대한민국은 집단 우울증에 걸린 것 같았다. 수면은 정신건강의 척도다. 마음이 불안하거나 우울하고 근심 걱정, 스트레스 등 정신건강에 이상이 있으면 잠들기 어렵다.

만성화된 불면은 고혈압, 당뇨, 비만, 뇌혈관 질환, 심혈관 질환 등의 신체 질환과 우울증, 불안장애 등을 악화시킨다. 쉽게 피곤하고 지치며 몸이 나른해지는 만성피로 증후군이 있다. 피로회복제 광고가 많은 건 현대인이 피곤하기 때문인데, 만성피로의 상당수가 정서적 요인으로 발생한다. 수면장애가 나타난다면 정신건강에 문제가 생긴 것은 아닌지 확인해 보라.

우울증은 동기, 의욕, 관심, 행동, 수면, 신체활동 등 전반적 정신 기능의 저하가 거의 매일, 하루 종일 나타난다. 우울증이 지속되면 성적 저하, 대인관계 문제, 가족과 직장생활 문제 등 다양한 문제를 야기한다.

2개월 이내 초기 우울증 완쾌율은 70~80% 정도다. 상담과 정신과 치료가 필요하며, 중등도 이상의 우울증은 항우울제 투여를 고려한다. 의과대학 정신과 수업 중 족보가 있다. 우울증 환자에게는 '자살을 시도할 것인가'를 반드시 물어야 하고, 이 질문을 하는 것만으로 자살 충동을 예방할 수 있다.

대학병원 전공의 3년 차. 많은 업무와 인간관계에 치여 우울했던 적이 있었다. 정신질환 진단기준인 DSM-4(The Diagnostic and Statistical Manual of Mental Disorders, 4th edition, 2021년은 5th editioin을 사용)를 보니 우울증까지는 아니었다. 우울증이 아니라 다행이긴 했지만, 자기 연민에서 빠져나오기가 어려웠다. 감정의 늪에 빠져 질척거리며 나를 구해줄 든든한 동아줄이 보이지 않았다. 함께 일하는 전공의는 모두 바쁘고, 심지어 나도 처리해야 할 업무가 많았다.

당시 읽었던 책은 사마천의 『사기史記』와 데일 카네기의 『인간관계론』, 『행복론』이다. 사기를 쓴 사마천의 생애와 인물 열전에 등장하는 사람의 삶을 보고 '나만 불행한 것이 아니라'는 생각을 했다. 스스로 객관화가 된 것이다. 데일 카네기를 보며 무더운 여름 증기기차에 석탄을 넣는 사람과 뜨거운 불 앞에서 요리를 하는 사람을 봤다. 그들 앞에서 나의 연민은 아무것도 아니었다. 나는 운이 좋았다. 의사였기에 정신과 진단기준을 알았고, 마침 사마천의 사기와 데일 카네기를 읽었기 때문이다.

코골이 남편, 불면증 아내

쉽게 정신건강을 측정할 수 있는 설문지가 있다. CES-D는 '우울증 자가 선별검사'로 자가보고형 척도검사다. 총 16점 이상이면 경증의 우울증, 21점 이상은 중증도, 25점 이상이면 중증의 우울증으로 의심되고 전문가와 상담을 권한다. 2주 이상 우울한 기분이 들거나 매사에 흥미나 즐거움을 잃는 상태가 지속된다면 아래 테스트를 해 보라. 우울증은 무기력함, 죄의식, 죽음에 대한 생각, 식욕 감소, 불면증, 피로감의 형태로도 나타난다.

체크리스트

자가진단을 해보는 오늘을 포함해, 지난 일주일 동안 느끼고 행동한 것을 가장 잘 나타내는 숫자에 동그라미한다.

	나는 지난 1주일 동안	극히 드물다 1일 이하	가끔 1~2일	자주 3~4일	거의 대부분 5~7일
1	평소에는 아무렇지도 않던 일들이 귀찮게 느껴졌다	0	1	2	3
2	먹고 싶지 않았다, 입맛이 없었다	0	1	2	3
3	가족이나 친구가 도와주더라도 울적한 기분을 떨쳐버릴 수 없었다	0	1	2	3
4	다른 사람들만큼 능력이 있다고 느꼈다	3	2	1	0
5	무슨 일을 하든 정신을 집중하기가 힘들었다	0	1	2	3
6	우울했다	0	1	2	3
7	하는 일마다 힘들게 느껴졌다	0	1	2	3
8	미래에 대해 희망적이라고 느꼈다	3	2	1	0
9	내 인생은 실패작이라는 생각이 들었다	0	1	2	3
10	두려움을 느꼈다	0	1	2	3
11	잠을 설쳤다, 잠을 잘 이루지 못했다	0	1	2	3
12	행복했다	3	2	1	0
13	평소보다 말을 적게 했다, 말수가 줄었다	0	1	2	3
14	세상에 홀로 있는 듯한 외로움을 느꼈다	0	1	2	3
15	사람들이 나에게 차갑게 대하는 것 같았다	0	1	2	3
16	생활이 즐거웠다	3	2	1	0
17	갑자기 울음이 났다	0	1	2	3
18	슬픔을 느꼈다	0	1	2	3
19	사람들이 나를 싫어하는 것 같았다	0	1	2	3
20	도무지 무엇을 시작할 기운이 나지 않았다	0	1	2	3

출처: 헬스조선 뉴스, '우울한 요즘...혹시 병은 아닐까? 자가 진단 해보세요', 김수진 기자

약 1분 정도의 투자로 심리상태와 정신건강을 확인할 수 있는 방법이 있다.

국내 멘탈케어 스타트업 메타헬스케어(대표 김신실)의 빅데이터 기반의 심리분석 소프트웨어 '마인드인'이 있다. 전정감정반사 이론을 기반으로 인체의 균형을 유지하기 위한 신체 에너지 변화와 미세 움직임, 공간 진동 주파수를 측정해 감정의 다양한 변수를 평가한다. 마인드인 서비스는 1분간 동영상 촬영으로 뇌 피로, 스트레스, 집중력, 우울, 불안 등 심리생리학 상태를 정량화된 결과로 알려준다.

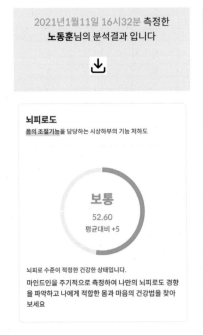

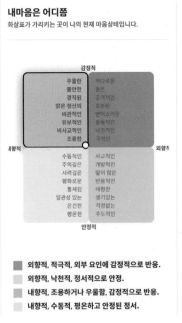

코골이 남편, 불면증 아내

활력지수

몸과 마음의 **역동적인 에너지(힘)**를 수치화 한 것

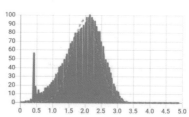

※ 적정범위(주황점선) 내에서 그래프가 종모양을 갖는 경우, 이상적인 상태로 판단합니다.

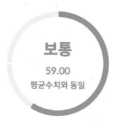

보통

59.00

평균수치와 동일

활력이 적당합니다.

지금의 활력 컨디션을 잘 유지할 수 있도록 규칙적으로 생활하고 가벼운 운동을 주 3회 이상 꾸준히 하는 것이 좋습니다. 좋아하는 취미활동이나 기분좋은 교류 등은 활력에 도움이 됩니다.

2021년 1월 11일 측정한 노동훈의 마인드인 분석 결과

마인드인 서비스는 멘탈 헬스케어 스크리닝에 유용하다. 내가 일하는 카네이션 병원에도 직원들의 정신건강 관리를 위해 파트별 책임자에게 매월 마인드인 서비스를 시행한다. 직원은 자신도 몰랐던 스트레스 지수를 파악하고 심신을 이완시킬 솔루션을 제공받는다. 정신 건강을 꾸준히 챙길 수 있어 좋다. 마인드인의 스트레스, 뇌 피로도 측정은 정확한 진단이 아닌 자가 진단(스크리닝) 도구

이다. 연속적인 검사로 자신의 상태를 파악한 후 수면클리닉이나 병의원을 방문하는 것이 좋다.

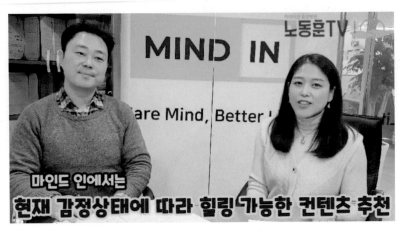

출처: 유튜브 노동훈 TV

우울증이 시작될 무렵 80%의 사람들이 잠을 못 이룬다고 한다. 불안과 걱정은 각성을 유도해 잠들기 어렵고 자주 깨게 한다. 반대로 약 15%는 수면 과다증을 호소한다. 우울증 환자의 수면 패턴은 깊은 수면 대신 얕은 수면이 증가하고 꿈꾸는 렘수면이 일찍 나타나는 경향이 있다.

반대로 우울증이 없어도 불면이 지속되면 우울증 발생이 2배 이상 증가한다. 우울증의 나쁜 친구인 불면증은 함께 나타나는 경우가 많다.

우울증을 극복하기 위한 비약물적 치료로는 이완요법, 복식호흡, 인지치료가 있으며, 낮시간에 햇빛을 쬐며 걷는 것도 좋다. 마음을 나눌 수 있는 주변 사람과 시간을 나누고, 심리상담을 받는 것도 좋다.

주의할 것은 술에 의존하는 경우다. 술은 당장의 우울감을 떨치고 수면을 유도하지만, 깊은 수면을 방해하고 만성 불면으로 빠지게 된다. 특히 술을 마시지 않으면 잠을 잘 수 없다는 생각으로 알코올 중독까지 초래하니 주의해야 한다.

우울증은 항우울제로 치료하는데, 항우울제는 세로토닌과 노르에피네프린 같은 신경 전달 물질을 보강한다. 불면증이 동반된 우울증은 진정작용이 있는 항우울제를 사용한다. 우울증 증상 개선과 함께 진정 작용으로 수면을 유도하기 때문이다.

우울증의 나쁜 친구 불면증은, 우울증이 개선되면 함께 좋아지는 효과가 있다. 그래서 우울증 치료에 집중하는 것이 좋다. 항우울제 중 성기능을 저해하지 않는 약도 있으니 병의원에서 상담을 받으면 좋다.

불면증 환자는 잘 자는 사람에 비해 불안장애 발생 비율이 높다. 가족의 죽음, 교통사고 등 감당하기 어려운 사건 이후 발생하는 외상 후 스트레스 장애도 수면을 방해한다. 낮시간에도 걱정을 하며 꿈을 통해 트라우마를 재경험하면서 잠들기 어렵게 된다. 외상에 대한 인지행동치료와 약물치료를 병행하면 좋다.

암 환자는 진단을 받는 순간 하늘이 무너지는 심리적 타격을 받으며 수개월간 불면의 밤을 지새우게 된다. 특히 젊은 나이에 암진단을 받은 경우 남겨진 가족에 대한 걱정을 떨칠 수 없다. 암 환자의 근심을 충분히 표현하면 마음의 짐이 가벼워진다.

우울한 마음을 없애는 자신만의 방법을 찾으면 좋다. 나는 걷기를 추천한다. 햇빛을 쬐며 걸으면 우울증 완화, 심장병 예방, 다이어트 효과, 기억/인지력 개선, 성인병 예방, 스트레스 완화, 골다공증 예방 등의 효과가 있다.

걷기는 운동화와 간편한 복장으로 가능하며 가까운 곳 어디서나 운동할 수 있다. 부상의 위험이 적으며, 함께 걷는 사람과 대화도 가능하다. 무더위와 추위로 나가기 어렵다면 러닝머신을 이용한 실내 걷기도 좋다.

걷는 만큼 몸과 마음이 건강해진다.
노동훈(1976~)

한방 불면치료

한의학에서 불면은 몸과 마음의 균형이 깨졌을 때 발생하며 신체의 다양한 질환과 관련 있다고 한다. 환자의 체질과 몸 상태를 파악하고 몸이 차거나 열이 많거나, 기력이 쇠한 정도 등 환자에 따라 지나친 것은 덜어주고, 부족한 것을 채워준다. 불균형을 맞추면 불면증뿐 아니라 몸도 건강해진다.

친분이 있는 박○○ 한의사는 불면증의 원인과 환자의 체질에 따라 맞춤 치료를 했다고 한다. 약물요법과 함께 침구요법의 효과가 있었고, 심장을 도와 정신을 안정시키고 비위를 도와 소화를 촉진시키고, 기혈의 조화로 혈액순환을 활성화시켰다. 족열법, 냉온요법 등의 물리요법과 생활습관과 식이요법 등을 적용했다.

특히 다양한 심리상담기법을 활용했고 불면증 개선 효과를 확인했다고 한다. 자신을 믿고 꾸준히 방문 치료한 환자는 불면증 증상이 호전되는 것을 확인했다. "하루만이라도 편히 자면 좋겠다"던 불면증 환자가 숙면을 통해 "깨어 있을 때 활력을 되찾았다"고 말할 때, 박○○ 한의사는 보람을 느꼈다고 한다.

50만 구독자 유튜버인 허준 할매 '최정원' 원장은 자신의 저서 『허준 할매 건강 솔루션』에서 3년간 불면으로 고생했던 경험담과 함께 한의학 관점에서의 불면의 종류와 불면에 좋은 약초를 설명했다.

● 불면증의 종류 및 원인

간양상항(肝陽上亢) 불면증

간이 열 받아 잠들지 못하는 것으로 화병이라 보면 된다. 과도한 스트레스, 분노, 긴장 등으로 간장의 기능이 저하되어 혈액생성이 안 된다. 간에서 발생한 열이 뇌신경계를 자극해 불면이 유발된다. 열 받은 간을 평간잠양平肝潛陽시켜야 한다.

음허화동(陰虛火動) 불면증

신장, 심장 기능 저하, 오랜 질병으로 체내 음액과 혈액 부족 현상이 생긴다. 호르몬 부족, 갱년기, 허열증 등을 유발하며 뇌신경계가 불안해져 불면증이 생긴다. 신장과 심장의 기능을 강화시키고, 체내에 음액을 길러야 한다.

사려과다(思慮過多) 불면증

정신적 충격, 걱정, 근심, 우울, 슬픈 생각은 비장과 심장을 손상시킨다. 이렇게 칠정七情이 손상되면 비장과 심장에 기혈이 부족해진다. 잠을 자려면 자꾸 생각에 빠지고 잠은 점점 더 멀어진다. 이때는 심장을 강화시켜 마음을 편안하게 안정시켜야 한다.

심담허겁(心膽虛怯) 불면증

심장과 담이 허약해져 불안하고 초조하며 가슴이 두근거리고 밤이 되면 더 심해져 잠을 잘 수 없다. 이때는 심장과 담을 강화시키고 막혀 있는 기혈을 풀어 원활히 돌려야 한다.

위중불화(胃中不化) 불면증

만성 소화불량, 위장 장애로 늘 가슴이 답답하고 아랫배가 탱탱한 것이 가스 찬 듯하고, 잠자리가 편하지 않다. 위장에 발생하는 습열이 뇌하수체를 자극해 숙면을 방해한다. 이때는 보비건위補備健胃시켜 속을 편안하게 해줘야 한다.

불면증 개선에 좋은 약초는 산조인, 당귀, 백작약, 용안육이 있다. 산조인은 한방 수면제라 할 수 있는데, 약성이 심장과 간으로 가서 마음과 정신을 평안하게 하고, 간혈 생성을 도와 각종 불면증에 쓰인다. 당귀는 심장, 비장에 작용해 보혈 및 활혈 작용을 한다. 당귀는 간과 심장에 양질의 혈액을 보충해, 수면을 돕는다. 백작약은 간과 비장에 작용해 양질의 혈액 생성을 돕고, 간장에 쌓인 화, 분노, 억울함, 두려움, 불안을 해소시켜 수면을 돕는다. 용안육은 심장을 강화시켜 마음과 정신을 안정시킨다. 산조인과 함께 사용하면 기혈을 보충하고 숙면을 돕는다.

산조인당귀차는 산조인 15g, 당귀 6g, 백작약 6g, 용안육 10g을 혼합해 물 3L에 약한 불에 2시간 끓여 1L 정도로 만든 후 물처럼 복용하며, 3개월 이상 장복해도 된다.

산조인당귀환은 산조인 1500g, 당귀 600g, 백작약 600g, 용안육 1000g을 혼합하여 가루로 만든 후 찹쌀풀과 꿀을 넣어 먹기 좋은 환으로 만든다. 하루 3회, 1회 8g 정도 식후에 복용한다. 3개월 정도 복용할 수 있다.

오장육부는 분리된 장기가 아니라 서로 관계를 맺고 영향을 주고받는다. 하나의 장부가 약해지면 다른 장부에 영향을 준다. 한의학 치료는 오장육부의 허약함을 보완하고 나쁜 기운이 침범하지 않도록 막아준다. 불면증도 개인의 체질에 따라 증상이 다르기에 개인 맞춤 치료를 한다. 현대의학의 수면제 처방처럼 획일화된 치료가 아닌 것이 한의학 치료의 장점이라 한다.

불면은 현대인의 질병이라 생각하지만, 우리의 선조도 불면으로 고생했다는 생각이 든다.

4

수면 과학
(Sleep tech),
수면 경제
(Sleeponomics)

불면증 책을 쓴다고 하니 사람들은 2가지 반응을 보였다. "『디지털 헬스케어 전쟁』을 쓰고 바로 쓰는데, 잠은 언제 자는가?"와 "나도 불면증으로 고생하는데…."

첫 번째 질문의 대답은 "나는 머리만 대면 바로 잔다"고 말하고, 두 번째 말에 대한 응답으로는 "실용적이고 즉각적인 해법을 주는 불면증 책을 쓰겠다"이다. 바쁜 하루 일과를 보내고 난 후 따뜻한 물에 샤워하고, 오늘 하루를 복기하며 잘했던 것과 미흡했던 것을 생각한다. 내일은 내일의 태양이 떠오른다Tomorrow is another day는 말처럼, 내일은 어떤 하루가 시작될지 설레는 마음으로 잠든다.

코골이 남편, 불면증 아내

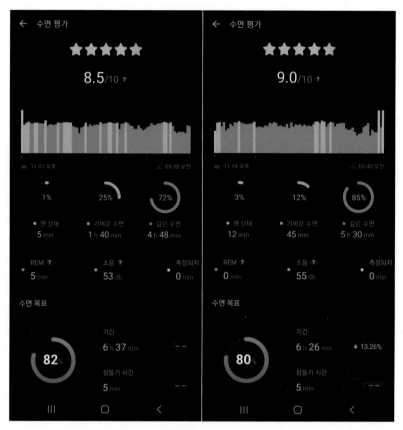

나의 수면 모니터링 (출처 : 슬립모니터 애플리케이션)

    슬립모니터 애플리케이션으로 확인한 나의 수면 패턴이다. 이처럼 꾸준히 사용하면 수면일지가 되며, 적정 수면시간과 수면 위생을 개선할 수 있다. 새로운 Sleep tech를 알아보자.

④ 수면 과학(Sleep tech), 수면 경제(Sleeponomics)

수면 환경

어둠을 몰아낸 빛(light)과 라이프스타일의 변경

위대한 발명가 에디슨은 축음기, 영화 촬영기/영사기 등 수많은 발명으로 현대인의 삶을 바꾸었다. 그중 백열전구는 어두운 밤을 환히 밝혔다. 어렸을 때 봤던 '조선왕조 500년' 등 다수의 사극을 보면 어두운 밤 호롱불이나 횃불로 어둠을 밝혔다. 백열전구의 발명은 현대인의 활동 시간을 늘려준 획기적인 발명이다.

지금도 대학 연구실, 정부와 기업은 불을 켜놓고 일하고 있다. 덕분에 신문물과 새로운 사상이 태어나 현대인이 윤택하게 살게 되었다. 어두운 밤거리를 자유롭게 다니는 것도 어둠을 몰아낸 조명 덕분이다. 나사에서 촬영한 한반도의 야간 위성사진을 보면 밤을 잊은 대한민국이 보인다.

코골이 남편, 불면증 아내

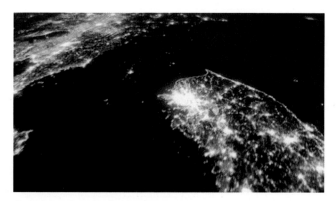
한반도 야간 위성사진 (출처: NASA)

빛 공해

빛으로 어둠을 밝히니 인간이 활동할 수 있는 시간이 늘어났다. 반면 잠자는 시간은 점점 줄어들었다. 빛 공해라는 말이 생겼고, 잠들지 못하는 사람이 늘었다. 아름다운 오케스트라의 선율도 내가 듣기 싫으면 '소음'이 되듯, 원치 않는 빛은 '빛 공해'가 된다.

중학생 때 교회 수련회로 지리산을 갔는데 밤하늘에 무수히 많은 별을 보고 놀랐던 기억이 있다. 도심 밤하늘의 밝은 빛과 대기 오염으로 별을 보지 못했을 뿐, 실제로 별은 밤하늘을 가득 채운다는 사실을 알고 놀랐던 것이다. 은하수(별들의 강)란 말은 있지만, 은하수를 본 사람은 많지 않을 것이다.

과도한 인공조명에 노출되면 건강을 해친다. 생명체는 낮과 밤의 주기에 적응하는 생물학적 리듬 혹은 생체시계에 따라 24시간 주기로 살아간다. 지난 수천 년 동안 사람들은 밝은 낮에 활동하고 어두운 밤에 자는 리듬으로 건강을 지켰다. 어둠을 몰아내는 밝은 빛으로 생체 리듬이 깨지면서 '멜라토닌' 호르몬 분비에 이상이 생겼다.

멜라토닌은 어두운 환경에서 만들어지고 빛에 노출되면 합성이 중지된다. 과도한 야간 빛 노출로 멜라토닌 분비가 억제되면 면역 기능이 떨어지고 항산화물질 감소로 건강에 해롭다. 과도한 인공 조명 노출로 멜라토닌이 부족하면 유방암과 전립선암 발생률이 높아진다.

빛의 밝기뿐 아니라 빛에 노출되는 시간도 중요하다. 특히 잠들기 전 빛에 노출되면 수면과 생체 리듬을 교란시킨다. 특히 스마트폰, PC 모니터에 방출되는 블루라이트 파장은 멜라토닌 분비를 방해한다.

블루라이트는 가시광선 중 파장이 짧고(380~500nm) 강한 에너지로 눈의 피로, 안구 건조증, 망막과 수정체 손상을 일으킨다. 시중의 안경점에 블루라이트 차단렌즈가 있고 활용하면 약간의 도움이 될 것이다. 나는 블루라이트 차단 안경을 사용한다.

암막 커튼을 사용해 외부의 빛을 차단하면 숙면을 돕는다. 몽가타의 락킹베드는 침대 아래쪽의 간접조명으로 숙면을 유도한다. 새벽시간에 화장실을 가면서 넘어져 골절이 발생하는 사례가 있다. 몽가타의 간접조명은 이를 방지한다.

소음, 백색소음, 유튜브 수면 유도 ASMR(브레이너 제이)

2020년 선거 유세장 소음으로 잠 못 이루던 50대 남성이 흉기를 휘두른 사건이 있었다. 층간 소음이 문제되는 것도 일상생활과 숙면을 방해하기 때문이다. 일반적으로 소리는 수면을 방해한다고 알려져 있지만, 유튜브에 '수면 유도 음악'을 검색하면 3500만 회를 조회한 영상과 실시간 1,000여 명 이상 참여 중인 방송이 있다.

수면 전문 크리에이터 '브레이너 제이'는 속삭이듯 말하는 저자극 소리(ASMR;Autonomous Sensory Meridian Response)는 안정을 유도해 수면 및 휴식에 도움을 준다고 한다. 아직은 ASMR이 수면을 유도하거나 수면 유도에 효과가 있다는 과학적 연구는 부족한 상황이지만 꾸준한 연구를 할 가치가 있는 분야이다.

자연의 소리는 사람의 마음을 안정시켜 수면을 돕는다. 빗소리, 시냇물 소리, 파도 소리 등 낮은 주파수의 반복되는 소리는 사람의 마음을 안정시킨다. 대학 시절 무궁화, 새마을 등 기차 여행을 하면 철도 레일을 지나는 규칙적인 소리가 좋았다. KTX로 바뀌면서 이런 낭만은 사라졌지만, 낮으면서 규칙적인 소리는 마음을 차분하게 만들었다.

수면 중 발생하는 뇌파는 세타파에서 델타파로 진동이 낮고 느린 파형과 관련이 있으리라 추정된다. 유튜브에서 많은 조회수를 기록한 수면 유도 사운드는 자연에서 온 소리가 많다.

주파수	뇌파 형태	뇌의 상태
DELTA (1-4Hz)		숙면 상태
THETA (4-8Hz)		졸리는 상태, 망상, 산만함, 백일몽
ALPHA (8-12Hz)		집중이 느슨하고, 정신이 멍한 상태
SMR (12-15Hz)		움직이지 않는 상태에서 집중력을 유지하는 상태
BETA (15-18Hz)		활동적인 상태에서 집중력을 유지하는 상태
HIGH BETA (18-30Hz)		경직된 상태, 불안, 긴장
GAMMA (30Hz 이상)		흥분, 불안, 순간 인지

출처 : 브레인 트레이너. https://blog.naver.com/bt_help/10129773617

나는 일상의 평상심을 유지하려 조용한 음악을 켜 놓는다. 그중 오르골 소리를 자주 듣는데, 일본에서는 오르골을 사용해 수면장애를 치료한다고 한다. 모든 아날로그 오르골은 구조적 특성상 불면증 개선에 좋을 수밖에 없다. 태엽이 풀리면서 음악이 들리는 오

코골이 남편, 불면증 아내

르골은 일정 시간이 지나면 멜로디가 느려지고, 부교감 신경이 우위를 차지해 심신을 이완시킨다.

럭스 포레스트 김두환 대표는 "불면증, 우울증 등에 치료 효과가 입증된 것은 루즈 오르골과 대형 디스크 오르골 그리고 1800년대에 제작된 엔틱 오르골밖에 없다"고 한다. 루즈 오르골의 72노트와 144노트 무브먼트는 인간의 가청영역인 20~20,000Hz보다 광범위한 3.5~10만 Hz의 진동으로 심리적 안정감을 준다.

불면으로 고생하던 중 루즈 오르골을 체험한 사람은 1~2개월 안에 수면제와 안정제를 끊었다고 한다. 루즈 오르골은 특유의 진동으로 신체에 접촉해서 들어도 효과가 있다. 2003년부터 일본에서는 루즈 오르골을 사용해 다양한 질병 개선 사례가 보고되었다.

나도 루즈 오르골을 가슴에 대고 10여 분 들어보았는데, 마음이 평안해지고 기분 좋은 이완을 느꼈고 심지어 졸리기까지 했다. 부교감 신경을 자극하는 음악은 캐논변주곡(오르골 36노트/72노트/144노트), 아베마리아, 노트르담 드 파리, 타이타닉 OST, 폴로네이즈, 올드팝송, 녹턴 9-2 등이 있으며, 취향에 따라 선택하면 좋을 것 같다.

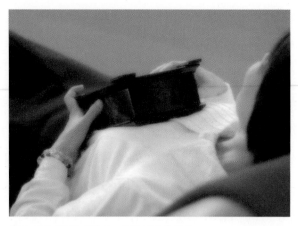

출처: 일본 후지산 히로미 오르골 테라피 센터

꿀잠을 부르는 온도

수면에 체온이 중요하다. 사람의 체온은 36~37도이며 하루에 약 1도 이내의 변동이 있다. 포근한 이불 속에서 적정 체온이 유지되어야 잠들 수 있다.

체온과 신체 활동성 사이에는 연관성이 있다. 아침형 사람은 오전에, 야행성 사람은 오후에 체온이 높다. 잠들면 체온은 0.3℃ 낮아진다. 체온을 낮춰 낮에 열심히 활동한 뇌, 근육, 장기에 휴식을 주는 것이다.

수면에 중요한 체온은 심부 체온(core body temperature, 몸속 깊은 내부 장기들의 온도)으로, 심부 체온이 내려가면 잠이 온다. 심부 체온을 낮추기

코골이 남편, 불면증 아내

위해 피부의 혈관이 확장되어 열이 발산된다. 심부 온도는 떨어지고 피부 온도는 오르는 것이다. 그러면 수면 스위치가 켜진다.

숙면을 위해 취침 90분 전에 목욕을 하라. 욕조에 몸을 담그면 심부 체온이 오르고, 심신이 이완된다. 족욕도 좋다. 목욕과 족욕으로 체온이 오르고 혈액 순환이 빨라지면 심부 체온이 낮아진다. 따뜻한 물은 근육의 이완을 돕는다. 찬 물로 씻으면 혈관의 수축으로 열 발산이 방해받아 심부 체온이 떨어지지 않는다.

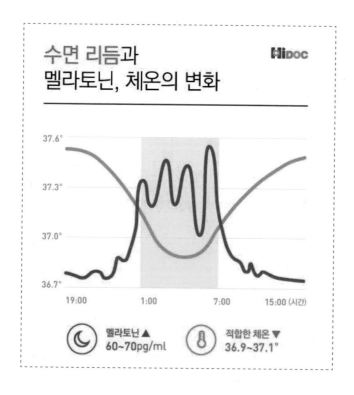

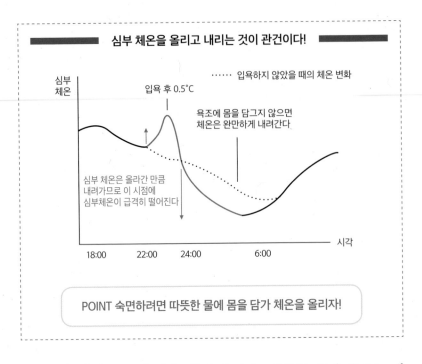

심부 체온을 올리고 내리는 것이 관건이다!

심부
체온

...... 입욕하지 않았을 때의 체온 변화

입욕 후 0.5℃

욕조에 몸을 담그지 않으면
체온은 완만하게 내려간다

심부 체온은 올라간 만큼
내려가므로 이 시점에
심부체온이 급격히 떨어진다

18:00　　22:00　　24:00　　　　6:00　　　　시각

POINT 숙면하려면 따뜻한 물에 몸을 담가 체온을 올리자!

체온과 함께 중요한 것은 실내 온도다. 쾌적한 실내 온도는 개인마다 차이가 있어 정답은 없지만, 여름은 18~22도, 겨울은 22~24도가 추천된다. 여름용 이불은 시원한 냉감성, 겨울용 이불은 30~34도 정도를 유지하는 포근한 소재가 좋다. 편안하고 신체를 이완시키는 수면용 옷도 필요하다.

습도, 피부와 기관지를 보호하라

수면에 적합한 습도는 40~60%다. 장모님 댁을 방문하면 머리맡에 젖은 수건을 준비해 주신다. 방 안 습도에 따라 수건이 마르는

코골이 남편, 불면증 아내

정도는 다르지만, 다음 날 아침 상쾌하게 일어날 수 있다. 공기가 건조하면 피부와 기관지 점막을 자극하며 수면의 질이 나빠진다.

가습기를 사용하는 것도 좋은 방법이다. 단 지나친 가습으로 습도가 높아지면 곰팡이 등 유해물질 번식으로 천식과 알레르기가 악화되는 등 숙면을 방해한다. 저가의 저렴한 실내 온습도계가 많으므로, 온도와 습도를 보며 냉난방과 가습을 하면 좋다.

④ 수면 과학(Sleep tech), 수면 경제(Sleeponomics)

슬립테크,
베개와 침구, 슬립웨어

숙면의 처음과 끝. 베개

레지던트 시절 연간 100권의 책을 읽었다. 책을 보는 것은 좋은데 언제나 목이 아팠고, 경추 X-ray를 찍으면 일자목이었다. 쉴 때 수시로 고개를 젖히며, 무거운 머리를 지탱하는 목에 감사함을 표했다.

문제는 잠을 잘 때였다. 베개 없이 누워야 잠을 잘 수 있는데, 옆으로 누우면 목과 어깨가 불편했다. 기능성 베개가 있는지 몰랐기에 잠들기 어려웠다. 나중에 기능성 베개가 있다는 것과, 중간은 낮지만 옆 부분은 높은 베개가 있다는 것을 알았다.

와디즈 펀딩을 통해 슬립페어리(일명 꿀잠요정) 베개를 알게 되었다.

코골이 남편, 불면증 아내

베개는 단일 성분의 베개만 있는데, 슬립페어리는 천연 소재인 편백 주머니 혹은 메밀 주머니를 사용해 경추를 확실히 지지할 수 있다. 경추 이외의 부분은 많은 사람에게 익숙한 마이크로 파이버 솜을 사용했다. 마이크로 파이버 솜은 진드기를 방지할 수 있어 위생적으로 사용할 수 있다.

나는 편백 소재를 사용했고, 내 목에 맞도록 높이를 조절했다. 편백의 피톤치드 성분은 수면 건강에 도움을 주고, 편백 큐브의 지압 효과로 일자목인 내게 효과 만점이었다. 편백이 딱딱하게 느껴지면 부드러운 메밀 주머니를 사용하면 되는데, 메밀 소재는 차가운 성질로 머리 온도를 낮춰 숙면을 돕는다.

슬립페어리 베개는 경추는 확실히 지지하고, 입체적 모양으로 다양한 수면자세에 숙면을 유지하는 기능성과 합리적인 가격이 장점이다. 나는 슬립플러스 베개를 사용해 숙면을 취한다.

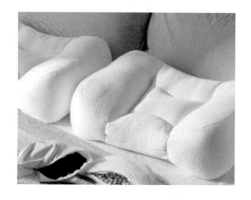

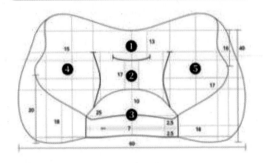

슬립페어리의 5분할 구조

구분	기능
1. 윗머리 서포트	윗머리 안정화
2. 뒷머리 서포트	뒷머리 안정적인 안착
3. 경추 서포트	편백/메밀 주머니로 안정적인 경추 지지
4. 측두부 서포트(좌)	좌측 측면 강화구조로 어깨 눌림 방지
5. 측두부 서포트(우)	우측 측면 강화구조로 어깨 눌림 방지

베개의 5분할 구조가 머리의 움직임을 잡아주어
수면 시 안정적인 자세와 균형을 유지해줍니다.

책을 많이 봐서 목이 아픈 날은 아임슬리핑의 프리넥 W 여성용 베개를 사용한다. 여성분들의 목주름 예방을 위해 개발되었지만, 나처럼 낮은 베개를 선호하는 사람도 애용한다. 프리넥 W 베개는 메모리폼 형태로 체압을 잘 분산하고 머리에 가해지는 압력과 충격을 잘 흡수한다.

경추의 C 모양을 유지하며 어깨를 받쳐주고 지지하여 건강한 수

코골이 남편, 불면증 아내

면을 돕는다. 땀과 수분을 잘 흡수하고 빠르게 건조하는 쿨 드라이 원단을 사용해 쾌적한 느낌으로 사용한다. 목이 많이 아픈 날은 프리넥 W 여성용 베개를 사용해 숙면을 취한다.

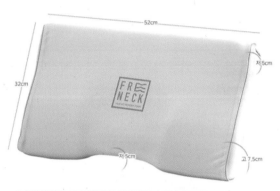

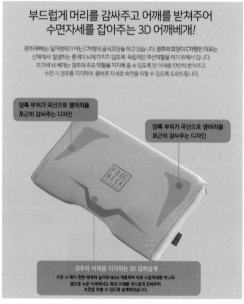

프리넥 W 여성용 베개

스마트 베개도 출시되는데, 지오엠씨의 '슬립스퀘어 스마트베개'
는 엠씨스퀘어의 핵심기술인 뇌파 동조화 기술과 3D 입체 자연의
소리를 탑재했다. 최초 입면 60분간 딥슬립 사운드로 수면을 유도
하고, 자이로스코프 센서로 수면 중 뒤척임이 감지되면 30분간 수
면음으로 숙면을 유도한다.

한국표준과학연구원 임상 실험 결과 입면시간(잠들기까지 걸리는 시간)
이 약 75% 감소했고, 수면 중 깨어 있는 시간이 약 43% 감소, 수
면 효율(실제 잠자는 시간)은 약 10% 증가하는 등 수면 질 개선에 도움
이 되었다고 한다.

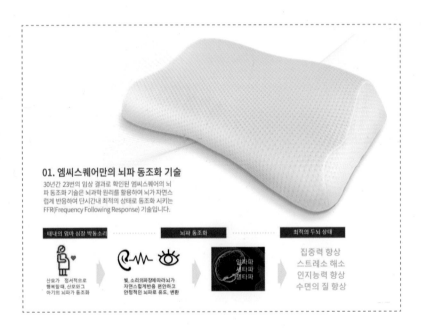

01. 엠씨스퀘어만의 뇌파 동조화 기술
30년간 23번의 임상 결과로 확인된 엠씨스퀘어의 뇌
파 동조화 기술은 뇌과학 원리를 활용하여 뇌가 자연스
럽게 반응하여 단시간내 최적의 상태로 동조화 시키는
FFR(Frequency Following Response) 기술입니다.

태내의 엄마 심장 박동소리	뇌파 동조화	최적의 두뇌 상태
산모가 정서적으로 행복할때, 산모와그 아기의 뇌파가 동조화	빛, 소리의파장에 따라뇌가 자연스럽게반응 편안하고 안정적인 뇌파로 유도, 변환	알파파 세타파 델타파	집중력 향상 스트레스 해소 인지능력 향상 수면의 질 향상

코골이 남편, 불면증 아내

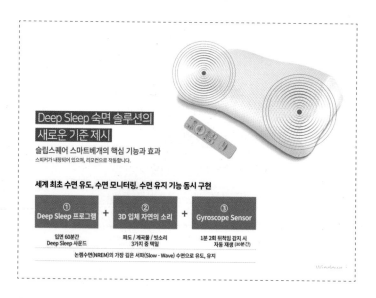

Deep Sleep 숙면 솔루션의
새로운 기준 제시

슬립스퀘어 스마트베개의 핵심 기능과 효과
스피커가 내장되어 있으며, 리모컨으로 작동합니다.

세계 최초 수면 유도, 수면 모니터링, 수면 유지 기능 동시 구현

① Deep Sleep 프로그램	+	② 3D 입체 자연의 소리	+	③ Gyroscope Sensor
입면 60분간 Deep Sleep 사운드		파도 / 계곡물 / 빗소리 3가지 중 택일		1분 2회 뒤척임 감지 시 자동 재생 (30분간)

논렘수면(NREM)의 가장 깊은 서파(Slow - Wave) 수면으로 유도, 유지

가누다는 도수기법을 활용해 2010년 베개를 출시했다. 가누다 베개는 뇌척수액 순환을 유도하는 특허받은 기능성 베개다(2013년). 가누다는 도수기법을 응용해 만들었다. CV4는 두개골 뒤를 가볍게 압박하는 도수기법으로 뇌척수액 순환에 도움을 줄 수 있으며, OCBR은 목 뒤쪽의 근막을 이완시켜 목, 어깨 등 근육 조직의 이완에 도움을 주는 기법이다.

가누다 베개를 개발한 김희수 연구소장은 물리치료사로 10여년간 도수기법을 적용하면서 가정에서 몸을 풀고 자세를 바로 가누어 줄 제품을 만들었다. 바로 누웠을 때는 도수 기법으로 목을 편안하게 받쳐주고, 모로 누웠을 때도 머리와 어깨를 보호하는 기능으로 전 세계 150만 명 이상의 선택을 받은 베개다.

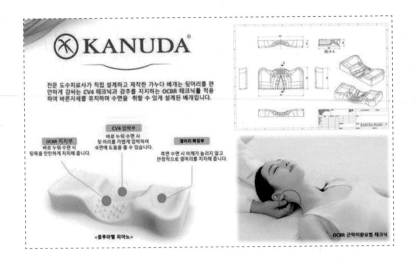

포근한 수면을 돕는 침구

기후Climate에 따라 수면 환경이 달라질까. 아임슬리핑 임옥영 대표는 동서양의 난방 문화 차이가 생활 습관과 침구류에 영향을 주었다고 한다. 서양의 중앙난방은 온풍난방으로 전기, 가스 또는 석유를 에너지원으로 하여 따뜻한 공기를 공간 아래쪽으로 순환시킨다. 동화 '아기돼지 3형제'에서 늑대가 벽난로에 연결된 굴뚝을 통해 실내로 들어가 아기돼지를 잡아먹으려는 내용을 보면 된다.

중앙난방은 온돌보다 빠르게 데워지지만, 빨리 식고 공기가 건조해진다. 바닥은 차갑기 때문에 카펫과 실내에서 신발을 신는 문화가 생겼다. 서양인은 우리처럼 반팔을 입고 지내지 않는다. 서구의 서늘한 실내 환경과 차가운 바닥은 근육을 단단하게 만들고, 푹

신한 침구를 사용하게 되었다.

우리의 온돌 문화는 돌을 가열해 난방과 취사를 하며, 부수적으로 발생하는 원적외선까지 건강에 좋다. 온돌로 따뜻한 우리는 겨울에도 반팔을 입고 생활하고 상대적으로 단단한 침구를 사용한다. 한때 신토불이란 말이 유행했다. 나는 먹는 것과 자는 것은 신토불이가 맞다고 생각한다.

해외여행을 갈 때 챙기는 것이 김치와 고추장, 라면이고 경기력이 중요한 스포츠 선수는 침구까지 가져간다고 한다. 너무 푹신하거나 자신에게 맞지 않는 수면 용품은 컨디션에 영향을 주기 때문이다. 친척이나 친구 집에서 잠을 자면 불편한 것과 같다. 수면 용품은 베는 베개, 까는 이불(토퍼/매트리스), 덮는 이불, 잠옷으로 구성된다.

깔고 덮는 이불에도 새로운 기술이 적용된다.

전통적인 침구는 1세대 면(천연솜)과 2세대 마이크로 파이버(기능성솜)로 변경되었다. 마이크로 파이버(극세사, 폴리에스테르와 나일론을 7대 3의 비율로 섞어 가늘게 뽑은 실)는 머리카락 1/100 정도의 굵기로 면소재 대비 흡수율이 2~5배 높아 타월이나 안경닦이에 사용되었다.

마이크로파이버의 치밀한 짜임은 세균과 진드기 서식이 불가능해 아토피나 천식, 비염 환자에 좋다. 단점으로 공기와 수분이 통과되지 않고 정전기 발생이 잦다. 마이크로파이버의 정전기는 먼지를 잘 흡착시켜 청소용품에도 적용되었다.

3세대 천연소재 섬유가 개발되었다. 아임슬리핑의 임옥영 대표는 'SLEEP SKIN' 브랜드에서 입는 콜라겐을 선언했다. SLEEP SKIN의 피쉬 콜라겐은 어류의 비늘이나 껍질에 풍부한 저분자 콜라겐으로 인체의 70%를 구성하는 콜라겐과 같은 유형이다.

피쉬 콜라겐에 너도밤나무에서 추출한 화이버를 섞어 섬유로 만든다. 바르는 콜라겐(화장품)에서 먹는 콜라겐(건강 기능식품) 이후 옷으로 입고 이불로 덮는 콜라겐이 탄생했다. 실크처럼 부드럽고 고급스런 광택이 나는 피쉬 콜라겐 섬유는 피부 보습과 탈취, 암모니아/아세트산 감소, 자외선 차단, 좋은 통기성을 갖고 있다.

코골이 남편, 불면증 아내

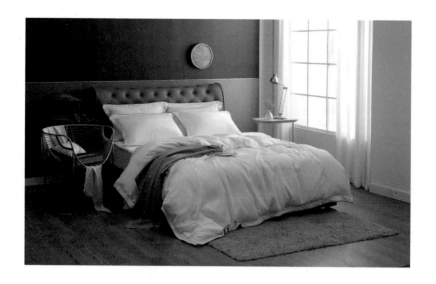

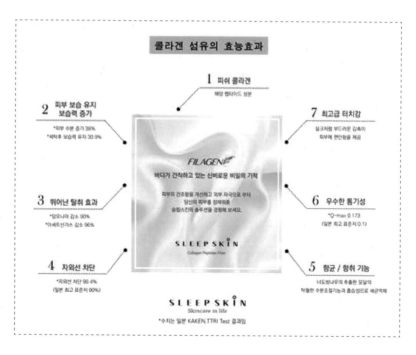

피쉬 콜라겐은 편하게 입는 의류에도 적용된다. 집에서 입는 홈웨어로, 잠깐의 외출복으로 손색 없으며 봄/여름/가을/겨울 관계없이 입을 수 있다. 다양한 연령과 체형을 커버하는 신축성 있는 소재로 모던한 디자인을 갖고 있다. 편안하고 베이직한 컬러를 사용해 어떤 옷과도 매치되고 오래 입어도 싫증나지 않는 편안한 홈웨어 기능에 충실하다. 피쉬 콜라겐 잠옷을 입으면 피부 건강은 절로 따라온다.

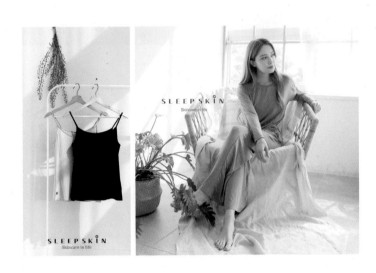

건강 백세의 시작은 숙면

특허받은 숙면 침구 '이광희 금침'. 80여 가지 자연미네랄 성분을 1300도 가마에서 세 번을 구워 메디컬 섬유를 만들었다. 메디컬 섬유 '원소 80+'은 숙면 효과, 혈액순환 촉진, 피로와 스트레스

코골이 남편, 불면증 아내

해소, 신경안정, 피부 진정 및 피부 트러블 개선 효과, 항산화 효과, 항균성, 탈취성 및 살균성 향상 효과로 특허를 받았다.

메디컬 섬유는 면역성과 체질개선, 지방분해 및 비만치료 효과, 숙변제거 및 변비해소, 숙면효과, 활력증가 효과도 인정받았다. 항균, 살균 및 피부 진정 기능으로 알려지, 염증, 아토피 또는 새집증후군에 따른 피부 트러블 예방 및 개선 효과까지 입증되었다.

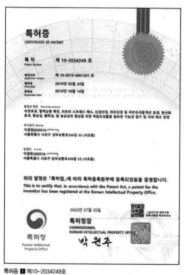

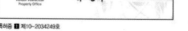

특허증 ❶ 제10-2034249호

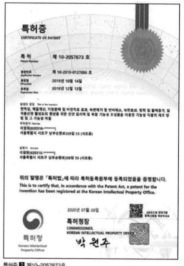

특허증 ❷ 제10-2057673호

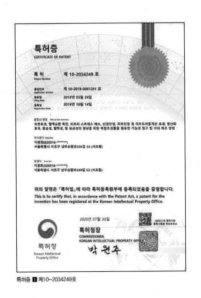

특허증에 위 내용이 적혀 있지만, 의사로서 단박에 믿을 수는 없었다. 실제 현장을 방문해 메디컬 섬유 '원소 80+'를 테스트했다. 4000배 현미경으로 손톱 주변 모세혈관을 관찰하고, 원소 80+ 섬유를 반대편 손으로 잡은 후 모세혈관 혈류를 관찰했다. 1~2분 정도의 시간이 흐른 후 모세혈관의 혈행이 개선되는 것을 직접 눈으로 확인했다.

이광희 대표는 지자기 효과로 혈행을 개선해 스트레스와 피로를 개선하고 숙면을 유도한다고 한다. 정전기 방지 기능과 원적외선 방사, 항균 99.9% 등 다양한 기능을 국가 공인 기관에서 인정받았다.

직접 피부에 닿는 이불이라 천연 염료를 사용하며 자연 방식으로 만들었다고 한다. 섬유 소재는 게르마늄, 황토, 석류, 코치닐, 숯, 백옥 등 80여 가지 미네랄 원소를 1,300도에서 세 번 구운 신新나노 소재다.

1차 공정은 산화니켈, 산화아연, 산화철, 산화동, 아트리움 등을 소성(1300도로 구워), 냉각 후 분쇄하고 석회석, 알루미나, 견운모, 고령토, 블랙실리카 암석, 바리움 장석 등을 2차 소성, 냉각, 분쇄한 후 특수 공정으로 만들어진 나노입자 신소재를 3번째 소성, 냉각 후 만들어진 나노입자를 원단에 6각 무늬로 가공한다.

　나노입자 섬유로 솜을 둘러싼 후 숯과 게르마늄, 나노입자를 특별한 공정을 통해 원단에 고루 흡착시킨다. 흡착력이 강해 이불이 찢어져 쓰지 못할 때까지 기능성을 유지한다고 한다. 이광희 명인은 이불의 효과를 높이기 위해 맨살에 닿는 것을 추천한다.

　나는 이광희 명인에게 부탁해, 의사 가운을 요청드렸고, 진료실에서 입고 환자를 본다.

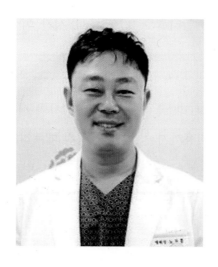

슬립테크,
매트리스와 특별한 침대

롤펙킹 매트리스

롤펙킹 매트리스 세계 1위는 지누스ZINUS로 2020년 6천억 원 이상의 매출을 올렸다. 지누스는 스프링과 메모리폼을 박스 포장하는 압축기술로 싱글 사이즈 기준 35kg의 제품을 택배로 보낸다. 매트리스 두께는 10.5~30cm로 48시간 이상 지나면 압축이 풀린다.

기존 침대와 매트리스는 별도의 배송기사와 시간을 조율하고, 2명의 기사 방문 비용까지 들었다. 롤펙킹 매트리스는 프레임 없이 매트리스만 사용하는 수요를 파악했다. 매트리스 시장의 틈새를 잘 활용했다. 그러면서도 충분히 두꺼운 매트리스로 숙면을 유도한다.

코골이 남편, 불면증 아내

아임슬리핑은 전체 가구의 30%가량을 차지하는 1인 가구에 초점을 맞춰 30cm의 롤펙킹 메모리폼 매트리스를 개발했다. 1인 가구는 원룸/오피스텔에 생활하며 300~400만 원대의 매트리스 침대를 구매하기엔 가격과 공간 문제가 있다.

아임슬리핑의 퀸사이즈 롤펙킹 매트리스는 일반 매트리스 대비 1/5 정도 무게로 여성 혼자서 충분히 설치할 수 있다. 롤 형태로 배송되지만, 퀼팅니트 원단, 에어웨이브폼, 메모리폼, 탄성폼, 3 zone의 포켓 스프링, 천연 면 퀼팅 원단, 위생 패딩 원단까지 뛰어난 기능성을 발휘한다.

아임슬리핑의 롤펙킹 메모리폼 매트리스는 7층7-Layer 구조와 800~1200개의 독립 포켓 스프링을 사용해 복원력과 내구성이 우수하며 10년 정도 사용가능하다.

아임슬리핑의 롤펙킹 메트리스를 사용했던 후기를 보면, 합리적인 가격에 배송 및 설치가 쉽고, 고퀄리티 제품이란 평이 있다. 포근하고 아이들도 좋아한다는 글도 있었다.

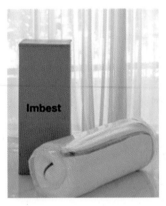
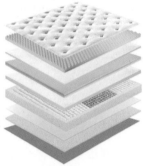

7-Layered Comfort System

3-Zone Pocket Spring System
차원이 다른 탄력, 지지력의 포켓스프링

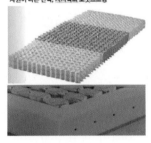

아임슬리핑의 롤펙킹 메모리폼 매트리스

베개나 매트리스 소재인 라텍스는 천연 라텍스 고무나무 추출물에 응고제, 산화방지제 등을 첨가해 만든다. 라텍스는 5년 정도 사용하면 경화 및 부식되어 가루와 미세 분진 형태로 호흡기 질환을 일으킨다고 알려졌다. 특히 온돌 환경에서는 라텍스의 경화, 부식 속도가 빨라진다. 노랗게 변색되고 단단해지면 교체하는 것이 좋다.

독립 포켓 스프링이 아닌 저가 스프링 매트리스는 녹과 세균, 진드기 서식 문제가 있다. 스프링 매트리스의 단점인 꺼짐, 빈틈, 쏠

코골이 남편, 불면증 아내

림, 마찰, 흔들림도 있다. 미국/유럽 등 글로벌 매트리스 시장에서는 스프링에서 메모리 폼으로 바뀌고 있다.

유체 매트리스(앤씰)도 독립 제품입니다. ㈜앤씰의 '스트링 매트리스'는 폴리에스터 소재의 고강력 저수축사와 PVC 소재로 인체에 무해한 수성 접착제를 사용해 만든 유체(공기, 물 등) 매트리스다. 매트리스 내부가 3중 코팅 밀폐 구조라 기존 매트리스의 취약점인 미세먼지와 분진, 진드기 등의 서식이 불가능하며, 질소를 충전하면 바이러스의 서식이 원천 차단된다.

매트리스 내부의 1400만 가닥의 실이 침대 스프링을 대신해 압력을 분산한다. 나는 매장에서 앤씰에 누워 우수한 체압 분산효과를 확인했다. 침대에 적용된 스프링이 적으면 특정 부위에 압력이 높아져 불편함을 느낄 수 있는데, 앤씰은 1400만 가닥의 실과 내부 유체의 흐름으로 최적의 편안함을 제공한다.

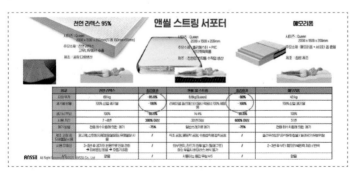

앤씰 스트링 매트리스

온돌 문화에서 앤씰의 장점은 극대화되는데, 바닥의 온기가 매트리스 내의 유체(기체나 액체)를 데워 건강한 온도를 유지한다. 컨트롤러를 통해 유체의 양을 조절해 매트리스의 쿠션감을 조절할 수 있어 요통 환자에 더 좋다.

앤씰은 기존 에어 매트리스의 최대 단점인 내구성과 풍선효과를 3D 스트링 직조 공법으로 해결했다. 송곳을 찔러도 잘 터지지 않고, 내부의 1400만 가닥의 실로 풍선 효과 없이 3톤 무게까지 견딜 수 있다. 돌처럼 단단하지만 약 14kg의 가벼운 무게(일체형 Q 사이즈 기준)로 세워 보관할 수 있어 원룸과 오피스텔처럼 공간 제약이 있는 곳에 활용도가 높아진다.

숙면을 위한 IT 산업을 슬립테크SLEEP-TECH, 수면 관련 산업을 슬리포노믹스Sleeponomics라 하는데, 앤씰은 IT가 결합된 매트리스의 대표 사례로 체압 분산과 풍선효과를 잡는 원천 특허가 있다. 동일한 압력과 온도를 유지하며 인체 곡선에 맞게 척추를 정렬시켜 무중력 수면 환경을 제공한다.

앤씰은 음향 진동 마사지, 숙면 조명, 사운드 테라피, 온열 기능과 함께 생체신호(맥박 등)를 모니터링하는 직물 패드를 사용해 수면의 질을 유지하고 응급상황에 대비하는 전문기업과 협업을 준비 중이다. 매트리스에도 디지털 헬스케어가 적용되었다.

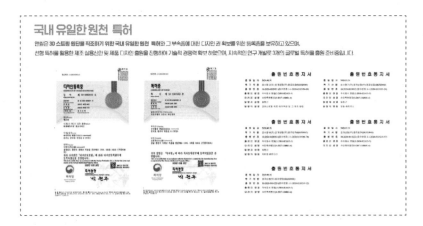

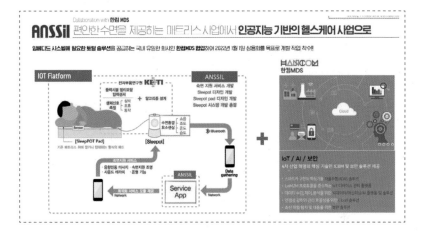

돌침대, 흙침대(장수 돌침대)

1970년대 20대 여성이 출산 후 발생한 피부질환과 무력감으로 원적외선 치료, 파라핀 치료, 피부과 진료, 솔잎 찜질 등 많은 치료를 받았다. 하지만 몸은 계속 약해졌고 고개가 무거워 오랫동안 앉아 있지도 못했다. 콩이 가득 든 자루로 다리를 눌러줘야 겨우 잠이 들었다.

아내의 건강을 위해 남편은 온열 기능이 있는 돌 매트를 만들었다. 딱딱한 돌 매트를 사용하니 몸이 녹아버리듯 잠이 들었다. 6개월간 땀을 흘리고 자니 기적처럼 건강이 회복되었다. 무거웠던 몸이 가벼워지고, 통증이 없고 혈액순환이 잘 되었다. 현재 65세인 여성은 골프장 36홀도 문제없다고 한다. 장수돌침대 장순옥 부회장의 사례다.

'별이 다섯 개'로 유명한 장수돌침대는 한국의 뛰어난 난방 방식인 온돌을 현대적으로 재해석했다. 특허받은 히팅 플로어 공법으로 전열체가 직접 석재에 접촉하여 가열되는 방식이 아니라 온돌의 방고래처럼 실버 히팅 발열 패널과 천연석 사이에 20mm의 에어캡이 있다.

발열 패널에서 생성된 원적외선과 복사 에너지가 천연 대리석에 전달된 후 원적외선이 몸으로 전달되는 방식이다. 장수 돌침대는 원적외선 복사 에너지를 몸속 40mm까지 침투시켜 모세혈관을 자극해 혈류를 원활하게 함으로 숙면과 건강을 돕는다.

장수돌침대는 2015년 사물인터넷 기술을 적용했다. 와이파이로 스마트폰을 통해 돌침대를 미리 작동시킬 수 있다. 스마트 컨트롤러도 무드 등을 탑재해 안락한 수면 환경을 제공하며, 스마트폰 충

코골이 남편, 불면증 아내

전 단자까지 내재된 스마트 침대가 되었다.

특히 전자파에 대한 염려가 커지자 M-Free 시스템을 적용해 전자파 우려를 원천적으로 차단했다. 장수 돌침대는 기술력을 바탕으로 전통 온돌 문화를 해외에 널리 알리고 있다. 미국, 중국, 캐나다, 일본 등 13개국에 수출하고 있다.

장수돌침대 최창환 회장은 1992년 창업 후 '건강한 수면 문화 창조로 한국의 전통 온돌 문화를 세계인의 잠자리로 만들자'는 기업 미션을 정하고, 숙면을 취하는 동안 원적외선 온열 시스템으로 건강까지 고려하는 건강 침대를 만들었다.

2000년대 유사 상호를 사용하는 회사가 난립하자, 차별화를 위해 이마에 5개의 별을 붙이고 출연했다. 2020년 브랜드 평판지수 2위의 높은 브랜드 인지도를 기록하며, 돌침대 하면 장수 돌침대란 인식을 만들었다. 장수돌침대는 흙침대, 온열 매트, 안마의자, 반신욕기 등 다양한 건강관련 사업을 하고 있다.

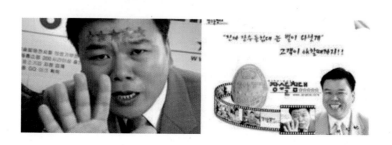

장수돌침대 뉴-오스타(New OST)는 세계최초 와이파이(W-iFi) 건강침대로 엠프리(M-Free) 시스템을 적용하여
전자파로부터 안전하며 특수 카본히팅패널을 발열체로 사용하여 열효율이 매우 우수한 혁신제품입니다.

1. 와이파이(Wifi)로 컨트롤의 시공간 초월
뉴오스타 전용 스마트폰 어플리케이션과 침대를 연동하여 언제 어느곳에서도 침대 전원과 온도를 컨트롤 할 수 있습니다.

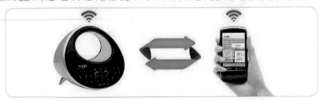

2 전자파안심 M-Free(Magnetic Field Free) 시스템 장수돌침대
뉴오스타는 기존 AC(교류)방식을 DC(직류)방식으로 전환하여 전류를 공급하는 M-Free (엠프리) 시스템을 적용한 제품으로
전자파로부터 안전합니다. 또한 AER 수맥차단시트를 시공해 한국수맥협회로 부터 수맥파차단에 대한 효과를 검증받은 제품입니다.

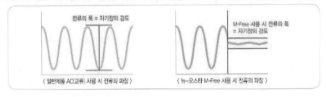

3. 특허받은 히팅플로어(Heating-Floor) 공법 건강침대
장수돌침대 뉴오스타는 발열체인 특수카본히팅패널과 천연석 사이에 20mm의 에어캡을 장착해 공기층을 형성한
히팅플로어 공법(특허 제0188315호)을 적용한 제품으로 원적외선 복사열이 꿈속 깊이 전달됩니다.

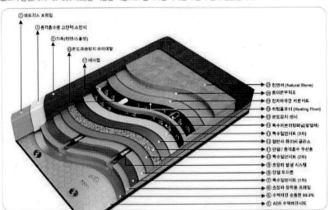

4. 블루스카이(Blue-Sky)컬러 무드램프 기능 탑재
장수돌침대 뉴오스타에는 블루스카이 컬러의 무드램프가 탑재되어 있습니다. 무드램프로 침실의 분위기를 업그레이드 해보세요.

5. 스마트폰 충전기능 및 각종 편의기능 탑재
장수돌침대 뉴오스타 조절기 에는 스마트폰을 충전할 수 있는 USB포트가 있어 침대에서 멀리 스마트폰을 두고 충전할 필요가 없습니다.
또한 여름모드, 수면모드, 예약기능 등 똑똑한 사용자편의 기능이 내장되어 있습니다.

장수돌침대 히팅플로어(Heating Floor) 돌침대 제조공법

코골이 남편, 불면증 아내

에이스 침대는 2000년 초부터 개인 맞춤형 매트리스 개발을 목표로 개인의 신체조건에 적합한 매트리스를 선정, 추천하는 프로그램을 진행한다. 매트리스에 누웠을 때 압력분포와 허리 깊이를 측정해 편안한 매트리스를 추천해 준다.

사람의 신체구조는 모두 다른데, 표준화된 매트리스로 최적의 수면을 취하기 어렵다. 매트리스도 옷과 신발처럼 체형을 고려해 선택해야 숙면할 수 있다. 에이스는 소비자가 체험하고 감동을 느끼는 '브랜드 경험'을 최우선으로 생각해 접근성이 좋은 백화점에 소비자가 체험할 수 있는 기회를 늘리고 있다.

충북 음성의 침대공학연구소에서 '하이브리드 Z 스프링'을 개발하고 세계 15개국에 특허를 획득했다. 하이브리드 Z 스프링은 인체 곡선과 하중 분포에 따라 위에서 한 번 부드럽게, 밑에서 한 번 단단하게 받쳐 빈틈없이 완벽한 S라인을 유지한다.

에이스는 '품질과 위생이 최우선이다'는 철학으로 E0 등급의 친환경 자재만을 사용해 제조한다. 친환경 목재와 황동을 도금한 경강선을 이용해 미생물 번식을 억제하고 살균과 녹 발생 억제 효과가 있어 침대 속까지 건강하다.

에이스에게 침대는 여전히 과학이다.

락킹베드(움직이는 침대)

㈜몽가타(대표 정태현)는 모션 바운서와 수면 진동 기능으로 숙면을 유도하는 침대를 만들었다. 몽가타의 탄생 스토리는 흥미롭다. 대학 시절 우울한 마음으로 고생했던 정태현 대표는 우울증과 불면증이 함께 온다는 것을 깨달았다. 기분이 우울하고 잠 못 이루는 사람에게 누군가 옆에 있으면 좋지만, 현실은 그렇지 못할 때가 많다.

수면제를 먹어도 내성과 중단으로 힘든 것을 지켜봤다. 수면을 도와주면서 누군가 함께 있다고 느끼는 공간을 만들면 어떨까 생각했다. 스위스 제네바 대학의 자료를 찾아보니 우울증과 불면증 중 하나만 없어도 나머지가 좋아진다는 것을 알았다.

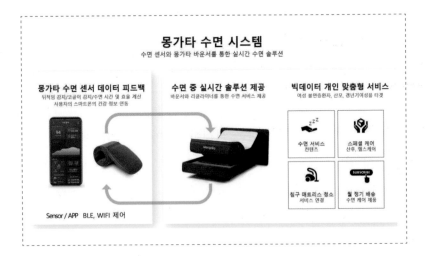

코골이 남편, 불면증 아내

스위스 제네바 대학의 Rocking bed 연구 자료는 0.08Hz의 연속적인 움직임이 숙면을 돕는다는 것을 밝혔다. 과학지 CELL에 등재된 내용에 따르면 연속적인 움직임은 수면뿐 아니라 시그마 활동을 증가시켜 기억력에 도움을 준다.

Rocking bed는 짧은 수면 중에도 수면의 깊이를 강화한다. 침대의 움직임이 전정기관을 자극하고 심박을 안정시킨다. 몽가타와 세브란스 병원이 성인 남성 18명을 대상으로 진행한 임상시험에서 수면 효율 11% 증가, 수면 중 깨는 시간 51% 감소, 아주 깊은 잠 9.1% 증가, 깊은 잠 8.8% 증가가 됨을 입증했다.

몽가타의 수면 센서는 뒤척임, 코골이를 감지하고 수면 시간 및 효율을 계산해 사용자의 스마트폰과 연동된다. 실시간 자료를 바탕으로 바운서와 리클라이너가 작동해 수면 솔루션을 제공한다. REM 수면에서 잠이 얕아지면 바운서가 작동해 숙면을 유지시킨다.

수면 무호흡이 심하면 리클라이너 기능으로 머리를 15도 들어올린다. 수면 환경에 중요한 온도, 조도, 습도 조절 기능도 있다. 특히 조명은 침대 바닥에 간접 조명 형태로 숙면을 유도하는 은은한 밝기를 유지하며, 새벽에 침대에서 넘어지거나 낙상을 방지한다. 홈 IoT 컨트롤로 스피커를 작동시키는 기상 콘텐츠까지 있다.

Rocking bed 해외연구

연구 백그라운드
스위수 제네바 대학교 rocking bed 연구

요약
0.08hz의 연속적인 움직임을 통한 숙면 효과 검증

1
커런트 바이올로지의 의료 과학지 CELL에 등재된 내용에 따르면 연속적인 움직임이 수면뿐 아니라 시그마활동을 증가시켜 기억력에도 도움을 준다고 발표하였다.

2
ROCKING BED는 짧은 수면에서도 수면의 깊이를 강화하는 효과를 보였다.

3
연속적이고 지속적인 ROCKING 모션은 본래 수면 진폭을 활동적으로 이끌어 깊은 수면으로 유도한다.

숙면 컨트롤

Visualization

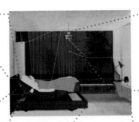

리클라이닝 모션
상체와 하체를 올리고 내리는 모션. 매트리스와 프레임에 적용

바운서 모션
천천히 좌우 왕복하는 모션을 적용한 숙면 매커니즘 프레임

수면 진동
수면 전 상체 또는 하체에 진동으로 심박수 리듬 감소로 편안한 상태를 만드는 데 도움을 주어 입면 시간 감소

수면 센서
사용자의 수면 상태 측정 (뒤척임, 코골이, 수면 시간 등)

슬립 라이트
주변 조도와 색 온도를 측정하여 사용자의 수면에 최적화된 조도와 색 온도 조절

홈 lot 컨트롤(feat. AI 스피커)
사용자의 직접적인 개입 없이도 각 기기의 센서 정보를 통합 사용자의 취침 시간 예상을 하여 입면에 도움이 되는 수면 콘텐츠를 제공
생활 정보를 통해 기상 시간에 맞추어 자연스러운 기상으로 하루의 삶에 활력을 제공하며 기상 콘텐츠 제공

온/습도, 공기 질 컨트롤
사용자가 수면하는 공간의 온/습도와 공기의 질을 측정하여 취침 시간을 감지했을 때 수면 전 최적의 사용자 직접 온도와 주변 온/습도 컨트롤 가능

조도, 색 온도 컨트롤
수면에 가장 큰 영향을 미치는 요소 중 하나로 조도와 색 온도를 주변 환경에 맞추어 사용자의 수면 환경에 최적화된 빛 환경을 만들어주는 스마트 컨트롤

코골이 남편, 불면증 아내

주거 환경의 변화. 지오엠씨와 현대건설의 콜라보레이션

현대건설은 업계 최초로 숙면환경 조성을 위한 침실 스마트 아트월 'H 슬리포노믹스(가칭)'를 선보인다. 숙면 메커니즘에 따라 수면준비단계, 수면단계, 각성단계, 각성이후단계 등 단계별로 천장과 벽으로 구성된 침실 아트월 판넬에서 빛과 소리, 온도가 맞춤 설정되어 최적의 수면 환경을 제공한다.

H 슬리포노믹스의 핵심 기술은 스마트 베개를 만든 브레인 케어 전문 회사 '지오엠씨'와의 협업으로 만들어졌다. 지오엠씨는 축적된 기술력으로 빛, 온도, 소리 환경을 토탈제어하는 솔루션을 제공한다. 수면 유도에 뇌파음원과 파도소리, 빗소리, 시냇물소리 등 자연음을, 2단계 기상유도에 상쾌한 각성을 위한 뇌파음원과 숲, 새소리 등을 적용한다.

현대건설과 지오엠씨의 협업으로 잠드는 시간(입면시간)을 단축시키고, 깊은 잠을 유도하는 등 수면의 질을 높일 것으로 기대된다. 침실은 잠을 위한 공간으로 공기, 온도(습도), 조명, 소리 등으로 구성된다. 지오엠씨의 브레인 케어는 조명과 온습도, 소리를 조율해 최적의 침실환경을 제공할 것으로 기대된다.

새로운 수면 기술은 우리의 주거 공간까지 변화시킨다.

④ 수면 과학(Sleep tech), 수면 경제(Sleeponomics)

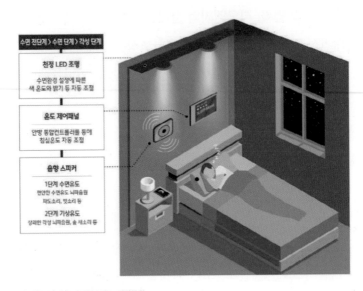

수면 전단계 〉 수면 단계 〉 각성 단계

천정 LED 조명

수면환경 설정에 따른
색 온도와 밝기 등 자동 조절

온도 제어패널

안방 통합컨트롤러를 통해
침실온도 자동 조절

음향 스피커

1단계 수면유도
편안한 수면유도 뇌파음원
파도소리, 빗소리 등

2단계 기상유도
상쾌한 각성 뇌파음원, 숲 새소리 등

△H 슬리포노믹스(가칭) 이미지 [사진 = 현대건설]

코골이 남편, 불면증 아내

동의보감 신침법. 자미보약(自美補藥)

베개가 높으면 수명이 짧아진다는 '고침단명高枕短命'이란 말이 있었다. 베개가 높으면 경추가 C자를 유지하지 못해 목 근육이 긴장되고, 혈액순환이 나빠지며 목 디스크나 관절염까지 생긴다. 목이 구부정해 기도가 좁아지며 코골이나 수면 무호흡까지 초래한다.

이상적인 베개는 어떤 베개일까. 획일화된 기준보다 자신에게 맞는 것을 선택해야 할 것이다. 머리와 목(경추)을 잘 지지하는 높이(6~8cm)가 좋다. 누워 잘 때도 서 있을 때와 유사하게 머리, 경추, 흉추, 요추가 일직선이 되게 한다. 마른 체형은 1~2cm 낮게, 체형이 크면 1~2cm 높게 베면 좋다.

베개 속은 통기성과 흡습성을 고려해야 한다. 통기성이 좋으면 머리의 열을 효과적으로 내릴 수 있다. 머리를 시원하게 하는 메밀, 피톤치드가 발생하는 편백 소재와 숯, 잣나무 등 천연 소재 베개도 있다. 우리 선조도 베개에 관심이 많았다.

동의보감에 신기한 베개를 만드는 방법(신침법, 神枕法)이 있다.

한나라 무제가 건강을 유지하는 늙은이에게 비결을 물었다. 노인이 답하길 "85세 때 노쇠하여 머리가 세고 이가 빠졌는데, 도사가 신기한 베개를 만들어 베라고 가르쳐 주었다. 베갯속에 32가지 약을 넣었는데, 24절기에 맞는 24가지 약과 8풍에 상응하는 8가지 독약이라 한다. 그 방법으로 베개를 베었더니 젊어져 흰머리가 검어지고 빠진 이가 다시 나오고 하루에 300리 길을 걸을 수 있게 되었다"고 한다.

동의보감의 베개 만드는 방법

음력 5월 5일이나 7월 7일. 측백나무로 길이 1자 2치, 높이 4치가 되는 베개를 만든다. 속을 파 1말 2되가 들어가게 하고 붉은 측백나무로 뚜껑을 만들고 뚜껑 위에 3줄을 긋고 송곳으로 1줄에 구멍을 40개씩 모두 120개를 뚫는다. 24절기에 상응하는 24가지 약재와 독한 약 8가지를 각각 40g씩 측백나무에 채워 베천으로 베갯잇을 만든다.

이 베개를 100일 사용하면 얼굴에 윤기가 나고 1년 후 온갖 병이 낫고 몸에서 향기가 풍긴다. 4년을 쓰면 흰머리가 검어지고 빠진 이가 다시 나오고 귀와 눈이 밝아진다고 한다.

아임슬리핑 임옥영 대표는 불면의 원인을 신체적, 심리적 원인으로 파악했다. 동의보감에서 정신을 가라앉히는 한약과 원기를 회복하고 면역을 강화하는 약, 호흡기에 좋은 약, 정력과 활력에 좋은 한약 등을 첨가한 자미보약自美補藥 베개를 만들었다. 자미보약 베개는 중국에 4만 달러를 수출하는 효자 상품이 되었다고 한다.

허브 테라피는 essential oil을 흡입, 마사지, 목욕 등의 방법으로 사용하여 정신과 신체 질병을 치료하고 건강을 유지, 증진시키는 자연 치료 요법이다. 투석 환자에 라벤더 향기로 우울을 중재했고(2004, 이명화 등), 화학요법을 받은 암 환자에 라벤더, 로즈마리로 스트레스를 중재했다(2004, 최명옥). 라벤더, 로즈, 페퍼민트로 중년 여성의 우울, 스트레스, 갱년기 증상을 중재한 논문(2003, 김민경)도 있다.

향기 요법은 자극된 후각 수용체가 대뇌 변연계로 전달되어 세로토닌 분비를 촉진해 지나친 긴장이나 걱정을 감소시킨다. 피부 알레르기 반응이 없고 간에서 대사되어 3~6시간 후 호흡과 땀, 대소변을 통해 배출된다.(2001, Buckle)

자미보약의 허브 베개는 깊은 숲에서 자는 효과를 주며, 코와 피부로 흡수된 향은 심신을 안정시킨다. 두한족열의 원리로 빠르고 깊은 수면을 유도하며, 두통과 불면증에 효과가 있다고 한다. 자미보약은 동의보감 신침법의 원리를 적용해 32가지 몸에 좋은 한약재가 들어있다.

성인을 대상으로 한 자미보약 베개는 1. 호흡기/알레르기 질환용, 2. 불면과 두통 방지용, 3. 여성/남성 활력 강화제품이 있다. 청소년 대상은 1. 집중력 강화, 2. 아토피 치유용으로 나뉜다. 뇌전문 동서한방병원 박상동 원장과 박철규 한의학 박사의 자문으로 만들어진 자미보약은 특허를 받은 건강 한방 베개다.

32가지 몸에 좋은 한약재가 들어있는
한방 건강베개 "자미보약"

총높이 10cm
목화솜 패드 1개 제거시 8cm

가로 55cm
세로 35cm

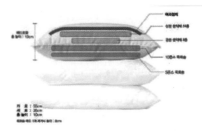

자미보약의 32가지 약재

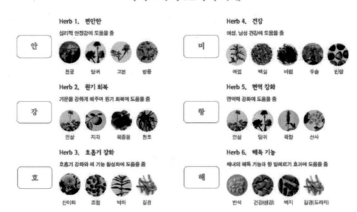

Herb 1. 편안한
심리적 안정감에 도움을 줌

안

천궁   당귀   그본   방풍

Herb 2. 원기 회복
기문을 강하게 해주어 원기 회복에 도움을 줌

강

인삼   지각   목종용   천초

Herb 3. 호흡기 강화
호흡기 강화와 폐 기능 활성화에 도움을 줌

호

신이화   조협   박하   길경

Herb 4. 건강
여성, 남성 건강에 도움을 줌

미

여엽   백실   비렴   무술   빈랑

Herb 5. 면역 강화
면역력 강화에 도움을 줌

항

인삼   당귀   곽향   산사

Herb 6. 해독 기능
체내의 해독 기능과 항 알레르기 효과에 도움을 줌

해

반석   건강(생강)   백지   길경(도라지)

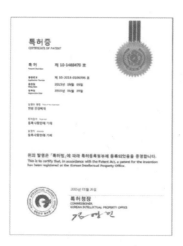

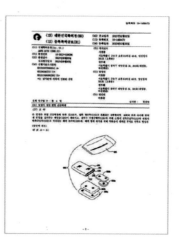

사용 시 머리 뒤쪽을 시원하게 해주는 두한 기능으로 보다 편안하고 깊은 숙면을 취할 수 있어 두통방지와 더불어 불면증 해소 및 정신 안정을 도와 심신을 건강하게 해주는 효과가 있는 것이다.

5

달라진
수면환경

동서양의 기후와
수면 문화의 차이

햇빛과 물, 공기는 생명 유지에 필수 요소로 이들이 조화를 이뤄 날씨를 형성한다. 생명체가 살아가려면 적절한 날씨와 기후가 기본적으로 유지되어야 한다. 기후는 지역이나 지형조건에 따라 평균적으로 나타나는 날씨를 말한다. 기후에 따라 사람들의 먹고, 입고, 자는 환경이 달라진다.

벼농사는 고온다습한 아시아 계절풍 지역에서, 밀은 서늘하고 건조한 지역에서 재배된다. 유럽은 대서양을 건너는 편서풍과 계절풍으로 아시아에 비해 연교차가 적은 해양성 기후를 가졌다. 그래서 밀 재배가 유리하다. 아시아는 대륙의 바람이라 겨울은 춥고 여름은 더운 연교차가 큰 환경이다. 여름에 고온 다습하고 비가 많은 환경이기에 쌀 재배가 유리하다.

코골이 남편, 불면증 아내

밀은 연작(같은 땅에 같은 작물을 해마다 심는 것)이 불가능하다. 밀 농사를 지으면 땅의 힘이 약해진다. 지금은 농업 기술로 극복했지만, 과거 밀 재배를 했던 지역은 새로운 밀밭을 찾기 위해 끊임없이 이동했다. 밀은 쌀보다 영양이 부족해 균형 있는 영양공급을 위해 고기를 먹어야 했다. 그러니 가축을 길러야 했고 가축에게 먹일 풀과 새로운 밀밭을 찾아야 했다.

쌀과 달리 밀은 재배 후에도 많은 손을 거쳐야 한다. 파머farmer가 농사짓고, 밀러miller는 가루로 만들고, 베이커baker가 빵을 만들었다. 먹는 문제가 이렇기에 외부와 교역이 필요했고, 따라서 길이 발달했다. 반면 동양은 성을 쌓아 북방 민족에 대비했다.

쌀은 수확량이 많고 영양이 풍부하며 땅의 힘을 떨어뜨리지 않아 연작이 가능하다. 계절풍이 부는 동아시아는 물이 풍부해 벼농사에 적합한 기후를 가졌다. 쌀은 밀보다 인구 부양력이 높고 모내기같이 집중된 노동력이 필요하다.

쌀농사는 한국, 인도, 중국 등 아시아에서 주로 행해진다. 벼는 가파른 산 중턱에서도 재배 가능하지만, 물에 내성이 강해 물에 잠긴 논에서 잡초 성장을 억제하고 수확량이 많아 현재의 재배 방식이 보급되었다. 자연스럽게 마을이 형성되고 저수지나 댐 같은 관개시설을 갖추게 되었다. 벼농사 지역은 정착생활을 했다.

모든 길은 로마로 통한다는 말처럼 고대 로마는 도로 정비에 열중했다. 서구 문명에서 길road은 교역을 통한 생존에 있어 필수재였다. 정착 생활을 한 동양은 이민족의 침입을 막으려 성을 쌓았다. 대표적인 성이 중국의 만리장성과 고려가 만든 천리장성이다. 유럽의 건물은 문을 나서면 바로 길로 이어진다. 동양의 마을은 큰길과 거리를 두고 촌락이 만들어졌다.

유럽에서 주소를 적을 때 길 이름을 가장 앞에 적는다. 우리는 동을 먼저 적었다(수년 전부터 도로명 주소가 보급되고 있다). 벼농사를 짓는 동양은 노동집약적이며 마을 중심의 공동체를 중시했다. 두레, 품앗이 등이 좋은 예다. 상대적으로 서양은 노동 분산적이고 효율과 능률을 추구했다.

정착 생활과 이동 생활은 난방 시스템에도 영향을 끼쳤을 것으로 추정된다. 12~13세기의 유럽 사람은 실내에 불 자리를 두고 모닥불을 피웠다. 굴뚝이 없어 연기가 처마 밑으로 배출되어 연기가 가득했다. 독일어권, 특히 오스트리아는 이러한 집을 '라우흐 하우스(연기집)'라 불렀다. 17~18세기 지붕을 깔때기 형태로 만들어 연기 통로를 만들었지만, 연기와 함께 열기가 배출되어 난방 효율이 낮았다고 한다.

독일의 '슈빕보겐헤르트'는 벽돌로 단을 쌓고 좌우에 바람막이

코골이 남편, 불면증 아내

벽을 세우고 위쪽도 막아 불티가 실내에 날리는 것을 방지했다. 하지만 굴뚝이 없어 연기가 많았다. 나중엔 불 뒤편에 쇠를 보강해 벽을 보호하고 열 반사로 난방 효율을 높였다고 한다.

서유럽의 대부분 국가는 벽난로를 사용했다. 벽난로는 불과 연기를 분리할 수 없었다. 불의 열기는 필요하지만 연기는 불편했다. 새로운 아이디어가 추가되었지만, 연기와 난방 효율 저하를 막을 수 없었다.

미국 건국의 아버지 벤자민 프랭클린은 벽난로 앞에 수직으로 홈을 만들고 철판을 덧대 공기 유입구를 만들어 신선한 공기가 벽난로 내부에 유입되도록 개선(프랭클린 벽난로)했다. 온수 라디에이터 난방은 2차 세계대전 이후 널리 보급되었다. 전쟁으로 많은 집이 파괴되고 새로 집을 지어야 할 때 라디에이터 난방을 도입한 것이다.

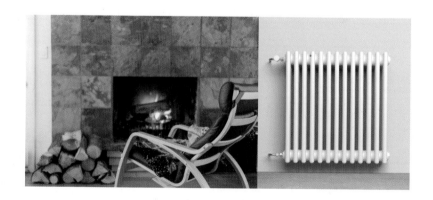

이동 생활에 바탕을 둔 서양에서 실내에 불을 피우다 벽 안에 불을 피웠고, 벽난로를 거친 후 라디에이터 난방으로 옮겨갔다. 이들의 공통점은 실내 공기를 직접 데우는 방식이라는 것인데 연기가 문제였다. 실내에 자욱한 연기 문제로 많은 사람이 호흡기 질환에 시달렸을 것으로 추정된다.

바닥이 차가우니 카펫 문화와 실내에서도 신발을 신는 문화가 생겼다. 몸이 차갑고 굳어버리니 수면을 위한 침구는 푹신하고 말랑말랑한 것이 필요했다. 그래서 침대 문화가 생긴 것이다.

여름엔 덥고 겨울엔 추운 우리나라는 효율적인 온돌 난방을 했다. 주방의 아궁이에 불을 때 음식을 조리하고, 방바닥 아래에 아궁이의 열기와 연기가 지나가며 구들장을 데운다. 뜨거워진 구들장이 방바닥을 데워 방 안 공기까지 따뜻해진다. 구들장을 데운 열기가 굴뚝을 통해 빠져나간다.

뜨거운 황토 바닥의 열기는 좌식 문화와 맨발 문화를 만들었고, 원적외선이 건강을 지켜주는 효과도 있었다. 온돌의 난방은 실내 공기가 쾌적하다. 온돌에 의해 따뜻한 몸은 서구에 비해 단단한 침구를 사용하게 되었다. 우리 선조는 목침이란 단단한 나무 베개를 사용했다.

수면과 관련된 공기는 침실 내 온도와 습도다

좋은 호텔과 그렇지 않은 호텔의 차이는 온도와 습도 관리다. 습도 속에 온도가 있다. 몸에 닿는 매트리스, 이불, 베개, 수면 의류의 습도 조절이 필요하다. 장마철은 눅눅해서 잠들기 어려운데, 실제 습도 차이는 미미하다고 한다. 습도를 2% 정도만 낮춰도 잠이 쾌적해진다.

일반적인 생각으론 온도가 중요할 것 같지만 습도가 먼저다. 온도는 습도를 따라온다. 특급 호텔과 일부 대학병원에서는 린넨 습도 관리를 한다. 보송한 상태의 린넨을 여름엔 온도를 낮춰서, 겨울엔 따뜻한 상태에서 습도를 맞추면 옷을 입을 때, 침실에 들어갈 때 기분이 좋아진다.

여담이지만 햅쌀과 묵은 쌀의 결정적 차이는 습기라 한다. 맛있는 쌀, 선호하는 쌀의 개인차가 있겠지만, 맛있는 햅쌀의 습도는 14%, 묵은쌀은 11~13%로 낮아진다고 한다. 사람만 습도가 중요한 게 아닌가 보다.

또 다른 수면 요소. 소리(sound)

대부분 병원에선 새벽 4, 5시부터 일과가 시작된다. 미화원들이 걸레를 빨고 의사, 간호사들이 움직이는 소리에 환자는 잠에서 깬다. 간호사들이 밀고 다니는 카트는 소음 없는 우레탄으로, 여닫는

서랍은 소음방지하는 물방울 쿠션을 달았다. 위, 아래 틈이 있는 병실의 문은 소음 차단 장치를 설치했다. 해외는 1인 병실이 많지만, 우리는 아직까지 4, 5인실 위주의 다인실이 많은 상황이라, 소음에 대한 주의가 요구된다.

대학병원에서는 백색소음(넓은 음폭을 가져 일상생활에 방해되지 않는 소리)을 활용해 수면을 돕는다. 백색소음은 파도 소리와 숲 소리, 철도의 규칙적인 소리 등으로 뇌파의 알파파를 동조시켜 심리적 안정을 불러와 수면을 촉진한다. 집중 및 안정 효과를 위한 빗소리, 귀뚜라미 소리, 물 흐르는 소리도 좋다.

인간이 들을 수 있는 가청 주파수는 20~20,000Hz의 소리다. 기계식 오르골의 경우 3.5~10만 Hz 파장의 소리를 낸다. 소리는 귀로만 듣는 것이 아니다. 가청 주파수 너머의 소리는 사람의 몸에 파장으로 전달되고 시상하부와 뇌간을 자극한다. 기계식 오르골은 숙면에 도움이 된다. (소리만 전달되는 스피커 오르골은 효과가 낮다)

숙면을 돕는 피톤치드

페스트가 창궐했을 때 사망자를 직업별로 분류하니 정원사, 원예사의 피해가 적었다. 편백나무에서 나오는 피톤치드 덕분이다. 피톤치드phytoncide는 나무에서 방산되어 주위 미생물을 죽이는 물질

코골이 남편, 불면증 아내

로, 산림욕 효용의 근원이 되는 물질이다. 피톤치드의 치드는 이태리어 표현으로 영어로는 'cide', 즉 죽임, 살해 혹은 살인자, 무엇을 죽이는 데 쓰이는 사물을 뜻한다.

피톤치드는 페스트균을 죽인다. 그리고 숙면 효과가 있다. 대학병원 수면실에 피톤치트를 준비하니 공기의 질이 좋아졌고 숙면을 도왔다는 증거가 있다. 편백나무와 편백나무 잎에서 기름을 추출해 17주 이상 숙성한 후 나노 사이즈로 가공해 물과 섞는다. 우윳빛처럼 흰 물성으로 변하는데, 그 상태에서는 호흡해도 독성이 없다.

숙면을 돕는 조명

우리는 LED 조명으로 대낮처럼 밝게 생활한다. 미국은 백열등 위주의 어두운 조명을 사용한다. 필자의 첫 책『디지털 헬스케어 전쟁』에 쓴 것처럼 국내의 밝은 LED 조명은 530~550마이크로미터(0.53~0.55mm)의 블루라이트 파장이다. 미국의 백열등 조명은 벽에 반사해서 간접 조명 형태로 사용하며, 어두운 환경이다.

낮시간 밝은 햇빛을 쬐면 세로토닌이 생성되고 멜라토닌 분비가 억제되는 등 수면 일주기에 도움이 된다. 반면 파장이 짧은 블루라이트는 PC 모니터, 스마트폰에서 다량으로 방출되며, 뇌를 각성시켜 수면을 방해한다. 숙면을 위해 스마트폰을 멀리하라는 이유다.

수면을 위해 암막커튼 등으로 빛을 완전히 차단하는 사람이 많다. 빛은 뇌를 각성시켜 수면을 방해하는 강력한 인자로 빛 공해라 한다. 하지만 고령자에서 섬망 증세가 있거나 새벽에 화장실을 자주 가는 사람의 경우 30럭스 이하의 은은한 조명이 도움이 된다.

해외 병원의 화장실은 365일 조명을 켜 놓는다고 한다.
새벽 시간 타인의 수면을 방해하지 않으려 불을 켜지 않고 화장실을 가다 넘어져서 골절이 발생하는 경우가 있어서이다. 새롭게 지어지는 국내 병원에서도 수면을 방해하지 않는 조명을 설치하는데, 주로 바닥에서 20cm의 높이에 설치한다.

수면은 공간에서 이뤄진다. 수면의 공간에는 빛, 소리, 온/습도, 아로마 향 등 다양한 요소가 존재한다. 어떤 요소를 채울 것인지 찾아야 한다. 질 좋은 공기, 사람의 체취와 음식 냄새까지. 수면 공간을 구성하는 모든 것이 우리의 숙면을 결정한다.

독자분의 침실은 무엇으로 채울 것인가?

창의력을 기르는
수면법

　창의력, 창의성에 관심을 갖게 된 계기는 아놀드 토인비의 『역사의 연구』를 읽고 나서다. 방대한 분량의 책을 읽은 후 다시 읽어야겠다고 생각했지만, 8년이 지난 지금도 시도하지 못하고 있다. 김대중 전 대통령은 『역사의 연구』를 한마디로 요약해 달라는 기자의 말에, '도전과 응전'이라 했다.

　시련이 험난한 파도처럼 밀려왔을 때 창의성으로 응전한 국가는 융성했다는 의미다. 특히 지도자 그룹이 창의성을 잃게 되면 내부에 모순이 누적되고, 문제를 제대로 해소하지 못해 긴장이 쌓인다. 창의성을 잃은 지도자는 결국 폭력적인 방법에 의존하고, 국가가 쇠락하는 것이다.

창의력은 '새롭고 독창적이고 유용한 것을 만들어 내는 능력, 새로운 생각과 새 것을 만드는 능력'이라 정의된다. 기존의 생각이나 개념을 새롭게 조합하는 것도 포함된다. 창조력이라 불리기도 하는데, 다양한 해석이 가능해 명확하게 정의하기 어렵다.

기존의 정보를 새롭게 조절해 유용한 결과를 만드는 능력, 새로움에 이르는 생각 등으로 정의하기도 한다. 그렇다고 무에서 유를 만드는 완전한 새로움을 의미하는 것만은 아니다. 기존의 것을 재해석하는 것도 포함된다. 그러면서 사회, 문화적으로 가치를 인정받아야 한다. 창의성의 다른 말은 혁신이며 경쟁력이라 할 수 있다.

일상에도 창의성이 필요하다

창의성은 남들이 생각하지 않은 것을 생각하고 파악하는 것이다. 하늘 아래 새로운 것은 없다는 말이 있다. 내가 생각하는 것은 과거와 현재의 '시간'과 내가 있는 '공간'을 뛰어넘어 누군가 생각했던 것을 말한다.

로마인 이야기의 저자 시오노 나나미는 '천재란 완전히 새로운 것을 만드는 사람보다는 기존의 것을 창의적으로 재해석해 문제를 해결하는 사람'이라 했다. 창의성은 전통적 사고에서 벗어나 새로운 관계를 창출하거나, 비일상적 아이디어를 산출하는 능력이다.

코골이 남편, 불면증 아내

창의력은 좋은 관계를 위해서도 필요하다. 창의력은 주로 융통성, 독창성 등을 포함해 다양한 지적 능력과 인성, 지식, 환경의 총체적 관점에서 발휘된다. 창의력을 발휘하기 위해 의식적으로 노력하는 것 외에 무의식적 사고와 통찰까지 필요하다.

창의력이 있는 사람은 업무 효율이 높고 새로움에 거부감이 적다. 변하는 환경에 잘 적응하고, 사람과 관계를 잘 맺는다. 즉 업무 효율과 변화에의 적응, 사람과의 관계 모두에 창의력이 필요하다는 말이다. 그렇다면 창의력이 잘 발휘되려면 어떤 요소가 필요할까.

창의성이 발휘되려면 개방된 환경, 기존의 관습과 권위에서 자유로운 사고가 필요하다. 개인과 집단 모두에 해당된다. 창의성은 아이디어가 자유롭게 생산, 이동, 확산되는 환경에서 잘 자란다. 다양한 사람이 모여 문제를 해결하는 과정이 필요하다.

사람들 간의 네트워킹과 협력이 창의성의 원천인 셈이다. 실제로 개인과 조직은 창의성을 요구받는다. 창의성을 상실한 개인과 조직은 안타깝지만 현상을 유지하거나 때로는 도태될 뿐이다.

창의성이 발휘되려면 해당 분야의 지식과 경험이 필요하다. 교육을 통한 학습과 경험으로 축적된 지식이 창의성의 바탕이다. 기존의 익숙한 생각에서 벗어나 새로운 시각과 사고로 문제를 해결하며, 타인이 생각하지 못하는 문제나 가능성을 찾는 것이 중요하다. 문제가 보이면 해결할 방법도 찾을 수 있다.

문제를 발견하는 데 중요한 것은 내적 동기, 자발성이다. 어떤 일을 할 때 돈과 명예 같은 외적 동기로 움직이는 사람은 일정 수준 이상의 성과를 내지 못한다. 자신의 내면에 발전소, 동력장치가 있는 사람은 일 자체에서 즐거움과 성취감을 얻고 결국 평범함을 뛰어넘는 창의성을 발휘한다.

창의성이 발휘되기 위해서 머리가 좋거나 특별한 재능을 가져야만 하는 것은 아니다. 누구나 지식과 경험, 기존의 틀에 매이지 않은 생각, 그리고 내적동기와 꾸준함이 있으면 창의력을 불러일으킬 수 있다.

반대로 창의성이 억제되는 환경은 무엇일까. 부정적인 심리상태를 경험하면 창의성이 떨어진다. 긍정적인 감정을 가지고 있을 때는 주변 환경을 넓게 인식하지만, 부정적인 감정이 지배적이면 시각이 좁아진다. 부정적 감정은 뇌를 꽁꽁 묶어 사고가 자유롭게 날아다니는 것을 방해한다.

부정적인 감정은 언제 생길까. 안타깝게도 잠을 못 자고 피곤하

코골이 남편, 불면증 아내

면 창의성이 사라진다. 아침에 눈을 뜨면 직관적으로 알 수 있다. 잠을 잘 자서 개운한지, 아니면 제대로 못 자서 머리가 아프고 몸이 무거운지.

잠은 단순한 잠이 아니다. 낮시간 열심히 움직여준 뇌와 근육, 신체장기에 휴식을 주고 독소를 제거하며, 다음 날 활기차게 움직일 에너지를 보충하는 시간이다. 잠자는 시간을 잘 보내지 못하면 다음날 우리는 많은 것을 잃어버린다. 행복한 하루를 선택하기 어렵고, 주변 사람에게 짜증을 낼 가능성도 많아진다. 그리고 창의성 에너지가 바닥인 상태로 하루를 시작하게 된다.

잠을 못 잔 날을 생각해 보라. 배우자가, 자녀가 잠을 제대로 못 잤을 때 어떤지, 직장 동료가 잠을 못 잤을 때 어떤지 생각해 보면 쉽게 알 수 있다.

몰입과 창의성의 대가 칙센트 미하이는 미술 대학생에게 여러 정물을 보여주고 그림을 그리도록 했다. 사물을 관찰하고 바로 스케치를 시작한 학생과 좀 더 관찰하고 다양한 각도에서 배치를 바꿔가며 그림을 그린 학생 그룹으로 나눴다. 어느 그룹이 더 창의적이었을까.

빨리 그린 그룹은 '어떻게 하면 그림을 더 잘 그릴까?'를 고민했고, 시간이 더 걸린 그룹은 '어떤 그림을 그리면 좋을까?'에 집중했다. '어떻게'와 '어떤' 질문의 차이다. '어떻게'는 정해진 답을 찾는 과정에 가깝다면, '어떤'은 정해진 답이 없는, 자신만의 생각 즉 창의성이 발휘된 사례다. 후자는 자신만의 생각이 추가되었다. 그러니 창의적인 그림이 나왔고, 좋은 평가를 받았다.

그림을 그리는 단순한 행위일 수 있지만, 여유를 갖고 생각할 수 있는 힘을 가진 그룹이 더 좋은 성과, 창의적인 결과를 낸 것이다. 잠을 못 자서 머리가 아프고 몸이 무겁다면 과연 좋은 결과를 낼 수 있었을까.

아주대 김경일 교수는 잠을 못 자면 가장 나쁜 습관이 나온다고 했다. 잠을 못 자서 나쁜 습관을 컨트롤하지 못한다면 면접장에서 다리를 꼬고 앉거나, 면접장을 나오면서 불을 끄는 등 실수를 한다. 주변 사람과 관계 맺음에도 실수할 가능성이 많다. 잠을 못 자면 창의성이 없어진다.

창의성이 발휘되려면 신체적, 정신적으로 건강해야 한다. 즉 창의성의 전제 조건은 숙면이다.

수면은 고갈된 신경전달물질을 보충해 활발한 뇌 활동을 하도록 돕는다. 잠자는 동안 뇌에 쌓인 노폐물을 처리하여 다음 날 맑은

코골이 남편, 불면증 아내

정신으로 일어나게 돕는다. 과음으로 숙취가 있는 날과 잠을 못 자서 머리가 무거운 날을 비교해 보라. 큰 차이가 없을 것이다. 숙면은 뇌 신경 세포를 건강하게 유지하는 필수 조건이다. 잠을 잘 자면 치매 예방에 도움이 된다는 결과도 있다.

미국 엘리자베스 굴드 박사는 두 그룹의 쥐를 대상으로 정상 수면 그룹과 그렇지 못한 그룹을 비교했다. 잠을 못 잔 그룹은 기억 중추인 해마 신경세포 생성이 줄어듦을 확인했다. 사람도 같은 결과를 보였는데, 단어를 암기하고 잠을 잔 그룹과 잠을 자고 나서 단어를 암기한 그룹을 비교하니, 암기 후 잠을 잔 그룹이 더 많은 단어를 기억했다고 한다. 자는 동안 뇌는 전날 경험의 의미를 부여하고 단기기억을 장기기억으로 전환시키기 때문이다.

깨어있는 동안 뇌는 깊은 생각에 집중하지 못하고 사소한 문제에 매달리게 된다. 낮시간에 경험한 일과 생각을 정리하는 때는 수면 시간이다. 잠자는 동안 관련 없는 정보를 연결하고 새로운 연관 고리를 만들어 창의성을 발휘하게 한다.

옥스퍼드 대학의 포스터 교수는 '잠을 못 자면 창의성이 사라진다. 숙면은 새로운 문제 해결책을 제시한다'고 했다. 자는 동안의 뇌 혈류와 산소 소모량은 깨어있을 때와 비교해 크게 저하되지 않는다. 뇌신경세포의 활동도 크게 줄지 않는다. 자는 동안 의식은 없지만, 뇌는 부지런히 움직인다는 증거다.

좋은 수면, 효율성 높은 수면은 N-REM 수면과 REM 수면이 교대로 일어나며, REM 수면이 전체의 20%를 넘지 않는 것이다. REM 수면은 급속 안구운동이 일어나며 꿈을 많이 꾸게 된다. 뇌파도 활성화되고 심박이나 호흡이 가빠지는 등 상대적으로 근육이 긴장한다. REM 수면은 N-REM 수면에 비해 얕은 잠을 의미하고, 뇌신경세포의 피로가 상대적으로 덜 회복된다.

하지만 REM 수면이 방해를 받으면 꿈꾸는 것이 방해되고 불안, 초조, 불만 등 불안신경증, 긴장성 두통, 무력감, 우울감 등 신경정신질환에 취약해진다.

가디프대학 신경학과 페넬로프 루이스 교수는 'REM 수면과 N-REM 수면 두 상태가 협력해 기억을 정리하고, 새롭고 창의적인 생각을 가능하게 한다'고 했다. 사람은 하룻밤 자는 동안 90분 주기로 4차례 정도 REM 수면과 N-REM 수면을 반복한다. N-REM 수면 상태에선 기존의 기억이 정리되고, REM 수면 상태에선 정리된 기억을 바탕으로 창의적 생각이 자리 잡는다.

컬럼비아 대학 갱위시 교수는 10대 청소년과 학부모 1만 5천 명을 대상으로 10시에 취침하는 그룹과 자정 이후 취침하는 그룹의

코골이 남편, 불면증 아내

우울증 유병률을 비교했다. 자정에 잠드는 학생은 우울증에 걸릴 확률이 42% 높게 나타났다. 충분한 수면이 정신건강에 얼마나 중요한지 알려주는 결과다. MIT와 하버드대 공동 연구에서도 한 시간 일찍 일어나면 우울증 위험이 23% 줄어든다고 하는데, 햇빛 노출 시간이 많아지기 때문이라 한다.

많은 학부모는 더 일찍(선행학습), 더 많이 공부하기를 원하고, 잠을 많이 자는 것을 죄악시한다. 나의 경험으로 부모의 바람대로 잠을 줄여 공부하고 명문대학을 가더라도 자녀가 행복한 것을 본 적이 없다.

성공은 수면시간이 아니라 깨어 있는 동안 얼마나 집중하느냐의 문제다.

창의성을 발휘해 학업 성취와 업무 성과를 높이고 싶은가. 주변 사람들과 좋은 관계를 맺고 싶은가. 건강하고 행복한 삶을 원하는가. 그렇다면 오늘 밤 잠을 잘 자야 한다. 잘 자야 뇌가 휴식을 취하고 뒤엉켜 있는 생각을 새롭게 연결시킨다.

잘 자는 것은 건강과 행복의 출발점이다. 잠자는 시간은 헛되이 버리는 시간이 아니다. 잠에 대한 새로운 생각을 가질 때다.

최적의
수면 환경 조성법

산업혁명 이후 시간에 대한 개념이 바뀌었다. 시계가 널리 보급되고 철도는 시간에 맞춰 운행되었다. 산업혁명 이전과 현재는 시간 개념이 다르다. 조선시대 5일장에서 점심을 먹자고 약속한다면 다음 장날 해가 머리꼭대기에 뜨면 삼거리 국밥집에서 만나자 했을 것이다.

내가 어렸을 때 저녁시간이면 아파트 베란다에서 엄마의 목소리가 들렸다. "동훈아~ 밥 먹자. 얼른 들어와라." 그러면 옆집에서도 같은 소리가 들린다. "충묵아, 현숙아. 너도 밥 먹으러 와라." 이렇게. 시간에 대한 현대적 개념이 생긴 것은 산업혁명 이후다. 전기 조명이 널리 보급되면서 수면 방식도 달라졌다.

코골이 남편, 불면증 아내

『하루를 마무리할 무렵, 과거의 밤』 저자인 로저 에커흐 박사는 산업혁명 이전의 수면은 두 부분으로 나뉘었다며 잠과 잠 사이에 여러 시간에 걸쳐 깨어 있는 시간이 있었다고 한다. 첫 번째 잠과 두 번째 잠을 나타내는 표현이 있다. 프랑스어 'premier sommeil', 이탈리아어 'primo sonno' 그리고 라틴어 'primo somno'다.

라틴어는 BC 1세기 이후 지중해 세계의 공용어로 우수한 문학을 탄생시켰고, 프랑스, 이탈리아, 에스파냐, 포르투갈, 루마니아 등 로망스 제어의 근원이 되었다. 라틴어를 사용하던 고대에도 첫 번째, 두 번째 잠이 있었다는 의미다.

첫 번째 잠은 해질 무렵 시작되어 서너 시간 지난 후 깨어나는 잠이었다. 현재처럼 기계문명이 발달하지 않고 사람이 육체노동을 많이 하던 때이기에 초저녁 잠으로 재충전을 했다. 몇 시간 깨어 있다 다시 잠들어 아침에 일어났다고 한다.

과거를 현재의 기준으로 보는 것이 아니라, 당시의 과학 기술과 사고방식, 생활 문화를 함께 고려해야 역사를 이해할 수 있다.

미국 3대 대통령인 토마스 제퍼슨은 도덕철학에 관한 책을 읽고 잠든 후 일어나 잠들기 전에 읽은 것을 더 깊게 돌이켜 볼 수 있었다고 한다. 현재의 생활 습관으로는 이해하기 어렵지만, 과거엔 그렇게 살았다고 한다.

시간이 지나면서 잠에 대한 개념과 잠드는 방식이 변하는 것처럼, 수면 환경도 많은 발전을 거듭했다. 일상생활에서 숙면을 위해 신체 리듬이나 질병을 파악해야 한다. 이갈이, 코골이, 수면무호흡 같은 특정 질병 없이 숙면을 취하지 못한다면 라이프스타일과 생체리듬을 알아야 한다.

국가별, 지역별로 수면 패턴이 다를 수 있지만, 보통 11시에 잠들어 7시에 일어나는 패턴을 보인다. 총 수면시간이 부족한 상태에서 이뤄지는 모든 노력은 오히려 피로를 가중시킬 뿐이다.

내가 생각하는 꿀잠의 핵심은 '낮에 잘 깨어 있자!'다. 잠을 못 잔다고 밤시간에만 집중하면 문제를 악화시킬 뿐이다. 낮에 잘 깨어 활발히 움직이고 햇볕을 쬐고 걷는다면 조금씩 불면은 달아날 것이다.

낮에 숲길을 걷는 것만으로 잠을 잘 자는 연구 결과도 있다. 불면증으로 고생하는 중년 여성 3명을 대상으로 숲길을 걷고 난 후 수면다원검사를 실시했다. 검사결과 총수면 시간, 입면 시간, 수면 효율 모두 증가했다. 수면 효율은 실제로 잠을 잔 시간(총수면 시간)을 잠자리에 누워 있었던 시간(총침대 시간)으로 나눈 비율이다.

코골이 남편, 불면증 아내

구분	산림치유 전	산림치유 후
코르티솔 (스트레스 호르몬)	10.2 mcg/dl	7.75 mcg/dl
주간졸림증 평가(ESS)	7.4점	6.0점
불안 지수	6.7점	5.5점
우울증 지수	5.4점	4.5점
수면다원 검사		
총 수면 시간	409.7분	428.5분
입면 시간	25.3분	11.1분
수면 효율	76.9%	89.3%
수면 후 각성시간	95.5분	47.4분

자료제공: 국제성모병원

낮에 햇빛을 쬐며 숲을 걸으면 숙면에 도움이 된다

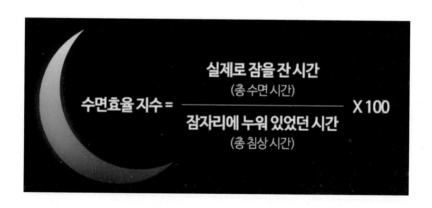

$$수면효율\ 지수 = \frac{실제로\ 잠을\ 잔\ 시간\ (총\ 수면\ 시간)}{잠자리에\ 누워\ 있었던\ 시간\ (총\ 침상\ 시간)} \times 100$$

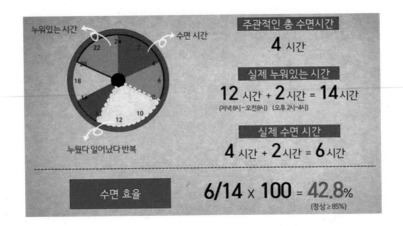

수면제, 수면 보조제, 침대나 베개 등 제품에만 의존하는 것은 잘못된 해결책이다. 낮 시간을 잘 보냈다면 다음은 수면 환경(수면 위생)을 점검해야 한다. 잘 자기 위해 필요한 3도는 조도, 습도, 온 도다.

온도 & 습도

머리의 온도는 체온보다 낮게 유지하는 것이 좋다. 머리는 차갑 게, 발은 따뜻하게 한다. 통기성이 좋고 열을 발산하는 소재의 베 개를 사용하라. 침구 온도는 계절별로 차이가 있지만 32~34도 정 도로 체온보다 조금 낮은 정도가 좋다. 겨울에는 따뜻한 느낌이, 여름에는 시원한 느낌이 좋다. 실내 온도도 여름철 18~22도, 겨 울철 22~24도가 좋지만 개인차를 고려해 조절하면 된다.

온도와 함께 고려할 것은 습도다. 특히 실내가 건조한 겨울철 가습기나 수건에 물을 적셔 자면 좋다. 아침에 일어났을 때 목이 칼칼한 것을 막고, 피부 보습에도 도움이 된다. 천연 피시 콜라겐 침구를 사용하면 피부 건강에 도움이 된다.

빛

일반적으로 암막 커튼과 수면안대 등으로 빛을 철저히 차단하는 것이 수면에 도움이 된다. 하지만 침실의 적정 밝기는 개인차가 있다. 침실의 조명과 수면 연구에 따르면 30lux 이상의 빛은 수면을 방해하고, 100lux 이상의 빛은 뇌를 자극해 수면의 깊이와 패턴에 부정적 영향을 준다.

10~30lux 정도의 조명은 숙면에 도움을 준다고 한다. 새벽시간 화장실을 자주 가는 경우 수면에 방해되지 않으며, 넘어짐과 낙상을 방지하는 조명을 사용하는 것도 좋다. 30lux 이내의 조명을 바닥 높이 20cm 정도에 설치하면 효과를 볼 수 있다.

매트리스

매트리스는 체압을 잘 분산하고 누웠을 때 편안한 정도의 안락감과 함께 척추를 잘 지지해야 한다. 기존의 스프링 매트리스는 꺼

짐과 소음 문제가 있어, 이를 보완하는 메모리폼과 에어 매트리스 등이 출시되고 있다.

매트리스 선택을 위해 편한 복장으로 침대 위에서 충분히 뒹굴어 보는 것도 좋다. 너무 딱딱한 매트리스는 혈액순환을 방해하고 어깨와 엉덩이를 편안하게 감싸지 못해 척추에 압력이 가해질 수 있다. 너무 부드러우면 척추가 휘어져 장기적으로 허리 통증을 유발하기도 한다.

베개와 침구

베개는 체형에 따라 선택하며 어떤 자세로 누워있든 머리와 목, 척추가 일직선이 유지되는 베개가 좋다. 잘못된 베개를 선택하면 목이 접히고 기도가 좁아져 코골이나 수면 무호흡을 유발할 수 있다.

피부가 약하면 60수 이상의 표백제와 형광증백제를 사용하지 않은 유기농 면 제품이 좋다. 아토피와 알레르기가 있으면 항균 기능을 가진 마이크로 파이버 소재를 선택해도 된다. 피시 콜라겐과 메디컬 섬유 같은 신소재 침구도 장단점을 고려해 선택하면 좋다.

코골이 남편, 불면증 아내

산소와 이산화탄소 농도

잠자는 동안 뇌는 낮 동안의 활동을 정리하고 장기 기억으로 옮긴다. 잠잘 때도 뇌의 활성과 산소 소모량은 크게 감소하지 않는다. 잠잘 때 산소를 마시고 이산화탄소를 배출하는데, 이렇게 쌓이는 이산화탄소의 양은 생각보다 많다.

아래 그림은 33평 아파트에서 3명의 성인이 활동한다고 가정할 때의 이산화탄소 농도를 보여준다. 밀폐된 실내에 머물면 두통이나 답답함을 느끼는 경우가 있다. 두통까지는 아니라도 답답한 마음에 환기를 시키고 싶다는 생각이 든다. 이산화탄소 농도가 2,000ppm부터 집중력이 떨어지고 졸음을 느끼게 된다.

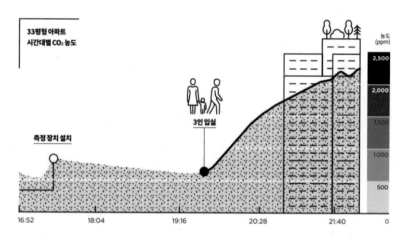

출처: 한국공기청정협회, '다중 이용시설 등의 설비 설치 기준 설정 연구'/33평형(전용 면적 25.7평) 아파트 거실. 성인 3인 활동 기준

아래 그림은 이산화탄소의 농도에 따라 느끼는 반응을 정리했다. (출처: 매거진N)

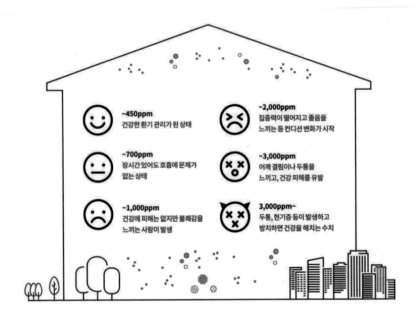

영국 학술지 가디언에서도 이산화탄소를 관리해야 한다고 했다. 24명의 사람이 이산화탄소 농도 1400ppm의 실내에 있으면, 550ppm 상태에 비해 인지 능력이 50% 떨어졌다.

고용노동부 자료에 따르면 사무직의 경우 분당 3L 정도의 이산화탄소를 배출한다. 따라서 실내 이산화탄소 농도가 증가하면 집중력 저하, 졸음, 호흡률이 증가한다. 잠잘 때도 마찬가지다. 실내 이산화탄소 농도가 증가해, 뇌에 필요한 산소 공급이 모자라게 된

코골이 남편, 불면증 아내

다. 환기가 좋지만, 자는 동안 환기는 어렵다.

건물 내부의 실내 공기를 외부 공기로 교체하는 것을 환기라 하는데, 1시간당 실내 공기를 어느 정도 교체해야 하는지 나타내는 지표를 시간당 환기(ACH, air change per hour)라 한다. 2020년 환경부는 실내 시간당 환기를 0.5 이상 권고한다. 이는 1시간에 실내 공기의 절반을 새롭게 채우고 2시간 안에 실내 공기를 모두 교체해야 함을 의미한다.

같은 기준으로 공동주택과 다중이용시설의 실내 이산화탄소 농도를 1,000ppm(0.1%) 이하로 권고한다. 이산화탄소 농도가 4% 이상이면 혈압상승, 두통, 8% 이상이면 의식을 잃거나 호흡을 유지하기 어렵다.

자는 동안 실내의 습도와 산소/이산화탄소 농도를 조절하기 위해 공기정화 식물을 이용하면 도움이 된다. 2011년 환경부의 자료에 따르면 사용하지 않는 가전제품의 플러그를 뽑아두는 것으로 이산화탄소를 줄일 수 있다고 한다.

잠을 잘 자기 위한 수면 위생(국가건강정보포털)을 실천하자.

01. 같은 시간에 잠자리에 들고 정해진 시간에 일어나도록 합니

다. 정해진 시간에 일어나는 것이 제일 중요합니다. 아침에 잠이 깨면 바로 일어나도록 합니다. 일어나서 밝은 빛을 쬐면 잠이 깨는 데 도움이 됩니다.

02. 낮 시간에 규칙적으로 운동을 합니다. 주로 햇빛이 비치는 시간대에, 30분에서 1시간 정도 산책을 하는 것이 좋습니다. 또한 취침 직전에는 너무 격렬한 운동을 피해야 하는데, 이는 운동 자체가 자극이 되어 잠들기 힘들어지기 때문입니다.

03. 커피나 홍차, 녹차, 핫초코, 콜라, 박카스 등 카페인이 든 음료 및 초콜릿 등을 피합니다.

04. 낮잠은 자지 않습니다. 낮잠을 자게 되면 야간에 잠이 잘 오지 않게 됩니다.

05. 저녁에 과식을 하지 않습니다. 과식 자체가 자극이 되어 잠들기 힘들어집니다. 잠자리에 들기 전에 따뜻한 우유 한 잔 혹은 치즈 등을 먹는 것은 잠이 드는 데 도움이 됩니다.

06. 저녁 7시 이후에는 담배를 피우지 않습니다. 담배를 피우면 정신적으로 흥분해서 잠들기 힘듭니다.

07. 침대는 수면 이외의 다른 목적으로 사용하지 않습니다. 예를 들어, 침대에서 책을 보거나 텔레비전을 보는 것 등 다른 일을 하지 않습니다.

08. 술은 숙면을 취할 수 없게 하여 잠자는 도중에 자주 깨어나게 하므로 마시지 않습니다.

09. 잠자리에 누워 10분 정도가 지났는데도 잠이 오지 않으면

코골이 남편, 불면증 아내

자리에서 일어나 다른 장소로 가서 독서를 하거나 라디오를 듣는 등 비교적 자극이 적은 일을 하다가, 잠이 오면 다시 잠자리에 가서 눕습니다.

10. 잠자리에 들 때나 밤중에 깨어났을 때는 일부러 시계를 보지 않습니다. 시계를 보게 되면 잠을 자지 못한 것에 대해 걱정하게 되고, 걱정을 하게 되면 긴장이 되어 잠이 더 오지 않습니다. 그러므로 시계를 볼 수 있는 침실, 화장실, 거실에서 시계를 치우는 것이 좋습니다.

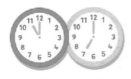

일정한 시간에 자고 일정한 시간이 일어나기

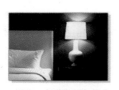

침실 조명은 어둡게 온도는 18~22도로

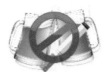

담배, 카페인, 술은 NO!

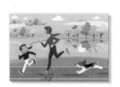

운동은 가급적 낮에, 규칙적으로 해요

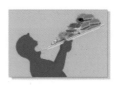

과식·과음 금지

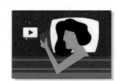

잠자리에 누워서 스마트폰은 그만~

출처: 삼성화재

⑤ 달라진 수면 환경

수면을 돕는 공기청정기,
습도 조절과 산소 공급까지

불면증 책을 쓰면서 수면에 영향을 미치는 많은 요소를 한 번에 해결할 방법을 고민했다.

공기를 정화하면서 산소를 공급하고 이산화탄소를 낮추며 피톤치드를 공급하는 장치, 수면 온도에 영향을 주는 습도를 조절하는 장치, 수면을 유도하는 백색 소음 또는 오르골 소리를 들려주는 진동 스피커, 30lux 이하의 조명으로 수면을 방해하지 않는 수면등light을 고려했다.

나는 수면 기술 혁신으로 대한민국 국민 모두가 숙면을 취하고, 다음 날 활기찬 하루를 보내길 바란다. 숙면으로 예민함을 줄이고 여유를 가져 주변 사람과 관계가 좋아지길 바란다. 자신에게 주어진 소중한 인생을 활기차고 희망적으로 살기를 바란다.

그래서 대학원 지도교수인 배진용 교수(동신대 에너지융합대학원)와 함께 친환경 공기청정을 위한 센서 장치 및 이를 이용한 공기청정 시스템과 가스 검출 기반의 친환경 공기청정 장치를 특허 출원 중이다.

특허 1. 대한민국 특허 출원번호 : 제 10-2021-0019927호
발명의 명칭 : 가스 검출 기반의 친환경 공기청정 장치
출원일자 : 2021년 2월 15일

특허 2. 대한민국 특허 출원번호 : 제 10-2021-0019930호
발명의 명칭 : 친환경 공기 청정을 위한 센서 장치 및 이를 활
용한 공기청정 시스템
출원일자 : 2021년 2월 15일

특허 출원 후 제품을 기획하고 있다.

위 특허 출원과 별도로 ㈜코이빅(대표이사 유승구)과 협업으로 수면 제품을 개발 중이다. LED 및 레이저 광원으로 빛을 조절한다. 빛은 파장 및 출력 조절이 가능하다. 온열 기능으로 아로마 향 분사를 조절한다. 스피커(또는 진동스피커)로 백색소음을 제공한다. 알람 설정으로 상쾌한 기상을 돕는다.

위 제품을 사용할 때 얻는 이익은,
공기 청정 효과와 산소 공급 효과가 있으며 이산화탄소 농도를 낮춘다.
피톤치드 향으로 숙면을 돕는다.
습도를 조절하여 호흡기와 피부 건강을 지킨다.
블루투스 진동 스피커로 백색소음 혹은 수면을 유도하는 소리를 들을 수 있다.(스마트폰보다 낮은 전자파 발생)
바닥에 깔린 수면등으로 수면을 방해하지 않으면서, 넘어짐과 골절을 방지한다.

모든 기능은 스마트폰을 통해 컨트롤 가능하며, 제품의 옵션별로 선택할 수 있다. 초기 비용을 줄이는 렌탈 형태의 제품도 기획 중이다.

위 공개는 미공개 특허로, 세무적인 기술공개는 어렵다. 특허 출원 후 시제품을 만들고 내가 본부장으로 있는 이지네트웍스 디지털 헬스케어 사업부DHE를 통해 출시할 예정이다.

피곤해야 잠이 온다

피곤해야 잠이 옵니다.
몸과 마음이 둘 다 피곤해야
좋은 잠을 잘 수 있습니다.
둘 중 하나라도 피곤하지 않으면 잠이 오지 않습니다.
우리가 잘 아는 코카인이라는 마약은
우리를 피곤하지 않게 만듭니다.
사실은 우리의 몸이 아니라 뇌를 피곤하지 않게 만듭니다.
그래서 이것에 중독된 사람은 밤새도록
떠들고 춤추고 술을 마셔도 전혀 피곤하지 않습니다.
불면증의 원인은 피곤하지 않아서이고,
불면증의 치료는 피곤해지도록
만드는 것입니다.

- 천종길의 건강하고 즐거운 인생 중에서 -

* 맞습니다.
  피곤해야 잠이 잘 옵니다.
  그러나 피곤하다고 무조건 잠이 잘 오는 것은
  아닙니다. 너무 피곤해도 잠을 이루지 못하고,
  너무 늘어져도 잠을 못 잡니다. 몸만 피곤하거나
  마음만 피곤해도 안됩니다. 몸과 마음이
  함께 균형있게 피곤해야 단잠을
  이룰 수 있습니다.

  오늘도 많이 웃으세요.

에필로그

첫 번째 책『디지털 헬스케어 전쟁』을 출간하고 불면증에 관한 책을 준비했다. 책을 준비하면서 주변 분들에게 이 책의 취지를 설명하니, 50대 이상의 분들이 잠을 못 잔다고 했다. 코로나 블루의 영향도 있겠지만, 불면으로 고생하는 분들이 많음을 알게 되었다.

아들 노손민 군(8세)은 에너지가 넘치는 아이로, 하루 종일 까불면서 열심히 논다. 그리고 취침시간만 되면 3~5분 이내 쌔근쌔근 잠을 잔다. 내가 불면증으로 고생했던 때는 20대 초반 군 생활을 할 때, 그리고 30대 중반 대학병원 전공의였을 때이다.

한 가지 의문이 떠올랐다. 영유아는 많은 시간을 자니 제외하고, 아동부터 10대 청소년까지 불면증으로 고생하는 경우가 있을까. 나이가 들수록 수면의 질이 나빠진다는 연구 결과는 있지만, 10대 불면증은 드문 것 같다. 이유가 뭘까.

코골이 남편, 불면증 아내

불면증의 원인은 다양하다. 적응성 불면증, 약물 또는 알코올 의존성 수면장애, 하지 불안 증후군, 정신질환과 관련된 불면증, 내과적 질환과 관련된 불면증 등이 있다. 게다가 원인을 모르는 일차성 불면증도 있다. 여기에서 이유를 알 것 같다. 10대 때는 내과, 정신과 질환에 걸리는 경우가 적기 때문이다.

의학적으로 분명한 원인이 있는 불면증을 제외하고, 불면증이 생기는 원인의 많은 부분을 차지하는 것은 걱정, 근심 등 심리적인 이유일 것이다. 그래서 신체와 정신이 건강한 10대는 불면이 적은 것 같다. 반면 코로나 팬데믹으로 인한 학업과 생계 문제로 불면이 발생한 성인이 많은 것 같다.

요양병원을 운영하면서 어르신을 대상으로 다양한 진료를 한다. 그중 약 20% 이상의 분들이 불면을 호소한다. 수면제와 우울증, 향정신성 등 다양한 약을 처방한다. 증상이 심한 경우, 사용할 수 있는 모든 약을 처방해도 못 주무시는 분들이 계신다. 낮에 한숨도 못 잔다고 하지만, 실제로 낮에 곯아떨어지는 경우를 보기도 했다.

잠을 잘 자는 환자와 그렇지 못한 환자는 얼굴 표정부터 다르다. 불면으로 고생해서 인상이 나빠지셨는지, 인상이 나쁜 분들이 불면으로 고생하는지 궁금하다. 다만 마음을 너그럽게 가져야 잠이 잘 오는 것은 분명한 것 같다. 김경일 교수도 남을 돕는 사람, 도울 여유가 있는 사람은 잠을 잘 잔다고 했다.

　사람이 행복하게 살기 위해 필요한 것은 많다. 전작『디지털 헬스케어 전쟁』에서 내가 정의한 행복은 다음과 같다. 1. 건강하고, 2. 경제적으로 궁핍하지 않으면서, 3. 주변 사람들과 관계가 좋고, 4. 성장하는 느낌이 있어야 한다. 성장은 매슬로우의 욕구이론에서 자아실현의 욕구에 해당하는 것 같다.

　행복의 첫 번째 조건인 건강은 무엇으로 구성될까. 단순하게 말하면 잘 먹고, 잘 싸고(배변), 잘 자는 것이다. 가장 기본이 되는 '잘 자는 것'이 안 되면, 삶은 피폐해진다. 불면은 서서히 정신과 몸을 망가뜨린다.

　대학병원 전공의 시절. 같은 전립선 암 수술을 받은 환자가 회복 속도가 다른 것을 봤다. 당시 치아 상태와 관련해서 파악했는데, 치아가 건강한 분들이 식사를 잘 해서 통증도 적고, 회복이 빠르다고 생각했다. 영양 상태와 수술 후 통증, 회복은 중요하다. 그리고 잘 자야 회복이 잘 된다.

　잠을 잘 때 우리 몸은 회복된다. 웨이트 트레이너는 운동 후 잠을 푹 자라 한다. 그때 근육과 뼈 등 골격이 단단해진다. 낮 동안 활발하게 움직인 뇌와 신체 장기가 휴식을 취한다. 그런데 잠을 못 자면, 이 모든 과정이 방해를 받는다. 당연히 몸과 마음이 망가질 수밖에 없다.

내과적, 정신과적 질병이 아닌데 잠을 못 자는 경우는 대부분 근심과 걱정 때문일 것이다. 그렇다면 어떻게 하면 잠을 잘 잘 수 있을까. 모든 사람에 해당되지는 않겠지만, 나는 꿈을 갖고 하루하루 충실히 살아가기를 권한다.

내 나이가 몇 살인데, 무슨 꿈이야 할 수 있다. UN에서 발표한 연령 기준을 보면 65세까지는 청년이다. 100세 철학자 김형석 교수님도 65세 정년을 맞이한 후배 교수에게 '이제 뭐 좀 알 만한 나이인데, 벌써 정년이냐.'라고 하셨다. 정작 본인의 전성기는 70대에서 80대 초반까지라 하셨다. 나이도 중요하지만, 나이만 중요한 시대는 아니다.

1996년 상병시절. 윤은기 한국협업진흥협회 회장님의 책을 읽고 의대를 가겠다고 결심했다. 불가능한 꿈 앞에서 나는 잠을 이룰 수 없었다. 나의 성실함을 이해한 선임하사의 배려로 독서실 사용을 허락받았고, 낮 시간엔 동기생 정동식과 연병장을 뛰며 활동량을 늘렸다. 그 결과 불면이 사라졌다.

제대 후 재수학원에 등록해서 공부할 때도, 성적이 오르지 않는 괴로움이 있었지만, 꿈을 향해 한 걸음씩 나간다는 생각에 잠은 잘 잤다. 매일 아침 5시 10분에 일어나 엄마가 차려준 밥을 먹고, 5시 30분에 학원으로 갔다. 학원에서는 밤 10시까지 공부했고, 때로는 12시까지 공부했다. 지금 생각하면 어떻게 해냈나 싶다.

충실한 하루를 보냈다는 안도감이 나를 숙면의 세계로 인도하지 않았을까 한다. 의대를 갈 수 있을까 하는 현실적인 걱정을, 매일의 충실함으로 극복한 것이다. 나의 사례이기 때문에 일반화할 수는 없지만, 적용할 수 있는 방법이 있을 것이다.

요즘도 양을 세는지 모르겠지만, 과거엔 불면증 환자에게 양을 세라고 했다. 나도 여러 번 100마리 이상의 양을 세었다. 그럴 때면 위층에서 화장실 물 내리는 소리가 들린다. 좀 더 예민하신 분들은 옆집의 수도 소리와 엘리베이터 움직이는 소리까지 듣는다. 늦은 밤에 왜 화장실을 가서 소음을 발생시키나, '지금 귀가하는 사람도 있구나', 등 오만 가지 생각을 할 것이다.

그러나 이런 생각은 불면을 초래하는 나쁜 습관이다. 걱정을 끊어버리는 연습이 필요하다. 걱정으로 시간을 보내는 것보다 하루하루를 충실히 살아가는 것이 훨씬 좋은 방법이다.

삶을 살아간다는 것은 긴 항로를 가는 배와 같다. 맑고 쾌청한

코골이 남편, 불면증 아내

날도 있지만, 비바람과 폭우, 심지어 해일까지 생길 수 있다. 삶에서 마주하는 불쾌한 상황은 불가피한 일일 뿐이다. 다만 우리는 선택의 자유가 있다. 불가피한 일이고, 내가 극복해야 할 일로 받아들여 적응하거나 아니면 문제에 집착해 신경쇠약에 걸리거나.

일단 일어난 일은 받아들이는 것이 현명하다. 불행을 극복할 수 있는 첫걸음이다. 반항하거나 발버둥 친다고 불가피한 일을 바꿀 수 없다. 그러나 우리는 마음가짐을 선택할 수 있고, 우리 자신을 바꿀 수 있다. 불행과 두려움은 대부분 상상에서 생기는 것이지, 현실에 존재하지 않는 경우도 많다.

과거를 건설적으로 만드는 단 하나의 방법은 과거의 잘못을 분석하고 유용하게 하는 것이다. 과오에 매여 괴로워하기보다 현명한 해결책을 찾는 것이다. 생각을 하면 반드시 해결책이 떠오른다. 공평하고 객관적인 입장에서 사실을 파악하라. 사실을 분석하라. 그리고 결정하고 실천하라.

혼란한 상황에도 평온한 정신을 유지할 수 있는 사람은 정신질환에 걸릴 가능성은 낮다. 그리고 우리는 자신이 생각하는 것보다 강하다. 자신이 뜻하는 방향으로 확신을 갖고 바라는 삶을 위해 노력하면 원하는 방향으로 성공할 수 있다. 나도 아직까지는 많은 시행착오를 겪었지만, 지난 삶을 되돌아보면, 과거보다는 성장했음을 느낀다.

걱정과 고민에 지지 않는 나의 방법이 있다. 항상 바쁘게 움직인다. 오늘 할 일이 무엇인지, 집중해서 해야 할 일을 알고 몰입한다. 코로나 백신 접종 지원 중에도 환자가 끊기면 신문을 보고, 필요한 업무를 본다. 집중해서 일하다 보니, 언제 시간이 흘러갔는지 모른다.

이 방법은 의대 동기 김광정 정형외과 원장에게 배웠다. 평소 어머님에 대한 애정이 많은 김광정 원장은 어머님이 위급해지자 닥터헬기를 띄워 삼성병원으로 모시고 왔다. 나도 면회를 가서 어머님의 쾌유를 기원했는데, 결국 어머님은 돌아가셨다. 김광정 원장은 상심에 빠져, 힘들어했다. 그의 상심이 너무 커 나의 위로는 아무런 도움도 되지 못했다.

같은 해 김광정 원장은 제주대학교 병원 정형외과 전공의가 되었다. 대학병원 전공의의 특성상 잠도 못 자고 일해야 하는 힘든 일상을 겪었다. 환자를 위하는 김광정 원장은 언제나 열심이었다. 김광정 원장이 전공의 1년 차를 마칠 때 제주대학교 병원을 방문해 만났다. 어머님에 대한 슬픔은 남아 있었지만, 과거보다는 좋아졌다.

그때 깨달았다. 어렵고 힘든 일이 있을수록 다른 일에 몰두하고

코골이 남편, 불면증 아내

열심히 살아야 한다는 것을. 작은 요양병원을 운영하지만, 가장 힘든 것은 '사람'과 '사람의 일'이다. 그 과정에서 나는 강의 듣기, 책 읽기, 글쓰기를 병행했다. 특히 글쓰기는 생각을 정리하고 집중할 수 있는 좋은 기회였다. 그렇게 훈련된 글쓰기를 통해 지금 2번째 책을 쓰고, 3번째, 4번째 책을 기획 중이다.

일에 몰두해서 자신을 잊어야 한다. 그렇지 않으면 절망 때문에 위축된다. 일에 몰두하고 벗어나는 것이 우선이다. 중요한 것은 일이 끝난 뒤의 시간이다. 자유롭게 시간을 즐기고 행복해야 할 때, 문득 고민에 사로잡힌다. 우울증 환자는 무기력해 자살을 실천하지 못하지만, 우울증에서 회복될 때 자살을 시도한다.

명심하라. 고민에 대한 치료법은 건설적인 일에 몰두하는 것이다.

우리는 큰일보다 사소한 일에 지치기 마련이다. 결혼 생활도 마찬가지다. 사소한 일로 많은 사람이 미치기 일보 직전까지 서로를 몰아간다. 불행한 결혼의 원인도 대부분 사소한 일 때문이다. 여기에도 해결책이 있다. 사소한 일에 얽매이지 않는 방법을 배우는 것이다.

사소한 일에 얽매이지 않으려면 마음속에 새롭고 유쾌한 인생관을 만들어야 한다. 가치 있는 일에 몰두하는 것이다. 대학병원 전공의 시절에 읽었던 문학, 역사, 철학으로 나는 2가지 가치관을 세웠다. 1. 죽음을 생각하며 의미 있는 일을 하자. 2. 사람을 사람답게 대하자. 누가 시킨 것이 아니라, 300여 권의 책을 읽으며 스스로 깨달은 사실이다.

강호동 씨가 진행하는 '무릎팍 도사'란 프로그램에서 엄정화 씨가 출연했다. 노래를 너무 하고 싶은 엄정화는 초대졸(전문대학) 출신만 응시 가능한 MBC 합창단에 지원했고, 자격이 모자랐지만 합격했다. 합창단으로 일하면서 가수의 코러스를 부르고 싶다고 생각했고 이뤘다. 그리고 꿈에도 그리던 가수로 데뷔했다.

엄정화의 이야기를 들은 강호동은 이렇게 말했다. '대단합니다. 생각이 말이 되고, 말이 행동을 바꾸니, 결국 운명까지 바뀌었다'고. 당시 읽었던 뇌과학 책에서, '우리는 행복하니 웃지만, 웃어도 행복하다.' 우리의 뇌는 둘의 차이를 인지하지 못한다는 내용을 봤다. 생각의 힘을 믿게 되었다.

나는 엘리베이터 혹은 화장실에 혼자 있으면 거울을 보고 웃는 연습을 했다. 그렇게 6개월이 지나자, 사람들은 내 인상이 좋아졌다고 했다. 한두 명이면 그러려니 하겠는데, 다수의 사람들이 그렇게 말했다. 분명 처음 만났는데 어디서 본 것 같다는 말도 여러 번 들었다. 나는 생각의 힘을 믿게 되었다.

코골이 남편, 불면증 아내

일상에서 우리가 얻는 마음의 평화와 기쁨은 우리가 어디에 있고, 무엇을 얼마나 갖고 있으며, 우리가 누구인가에 좌우되는 것이 아니라, 우리의 정신과 마음먹기에 달렸다고 생각한다. 원효의 해골바가지 일화에서 나온 일체유심조. 모든 것은 나의 생각과 결심, 그리고 행동에 달려있다. 결심만으로 감정을 바꿀 수는 없다. 반드시 실천해야 한다.

오늘만은 행복하게 지내자.

오늘만은 몸을 돌보자. 운동하고 좋은 음식을 먹고, 따뜻한 물에 몸을 담그자.

오늘만은 유쾌하게 지내자.

오늘은 오늘 하루로 살아가자.

그리고 마음을 너그럽게 갖자. 예수님은 일곱 번의 70번까지 용서하라 하셨지만, 나는 그렇게까지 하지는 못했다. 다만 용서가 가진 치유의 힘은 믿게 되었다. 용서는 상대를 위한 것도 있지만, 결국 자신을 위한 것이다. 용서하면 고혈압, 심장병, 위궤양 등을 예방할 수 있다.

상대를 미워하고 보복하려 하면, 그 마음이 결국 자신을 다치게 한다는 것을 깨달았다. 그러자 나는 마음의 평화를 얻게 되었다. 병원에 출근하면 유튜브로 잔잔한 음악을 듣는다. KBS 클래식FM

을 듣다가, 오르골 소리가 심신을 평안하게 한다는 것을 알고 나서, 유튜브에서 '10시간 오르골'을 듣는다.

원수를 용서하고 잊으면 잠도 잘 자게 된다. 상대를 미워하고 원망하는 마음은 심장에 뜨거운 불을 붙이는 것과 같다. 잠을 자려면 머리와 심장이 식어야 한다. 그래야 심신이 안정되고 잠이 오는데, 미움과 분노, 원망이 있으면 잠을 못 잔다. 용서는 결국 자신을 위한 일이다. 상대가 변하지 않는다면, 가장 좋은 방법은 그와 거리를 두고 더 이상 나에게 해를 끼치지 못하도록 하는 것이다.

상대를 미워하는 대신, 내 삶을 위해 오롯이 채워보는 것은 어떨까. 목표와 신념이 있는 사람은 묵묵히 자신의 길을 걸어간다. 그렇기에 남을 미워할 여유 따위는 없을 것이다. 남과 다툴 여유도 없을 것이다. 대신 그 시간을 자신을 위해, 주변을 위해 충실히 살아낼 것이다.

우리는 스스로 뿌린 씨를 거둘 수밖에 없다. 지금 내게 일어나는 대부분의 일은 결국 내가 초래한 경우가 많다. 운명은 어떻게 하든 우리에게 답을 줄 것이다. 이 사실을 아는 사람은 누구에게도 화내지 않고, 분개하지 않고, 꾸짖지 않고, 탓하지 않고, 미워하지 않을 것이다.

코골이 남편, 불면증 아내

상대를 판단할 때, 좋고 나쁨에 따라 판단하지 말라. 어떤 일을 꼭 해야 하는 경우, 그것을 제대로 해낼 수 있는 사람이 있다면, 악의를 품고 못마땅하게 구는 사람이라도, 링컨은 친구처럼 그를 기용했다. 적에게 보복하지 말라. 보복은 결국 자기를 상하게 할 뿐이다. 미워하는 사람에 대한 생각으로 단 1분도 허비하지 말라.

나는 세상에서 유일한 존재다. 자연이, 신이 내게 허락한 것을 감사하고, 활용하라. 좋든 나쁘든 자신에게 주어진 운명을 받아들여라. 조용히 홀로 시간을 보내며, 나는 어떤 사람인지, 어떤 사람이 되고 싶은지, 그러려면 어떻게 할 것인지 고민하라. 그러면 자기 연민과 번민에서 빠져나올 것이다. 그리고 잘 잘 수 있다. 내 말이 이해되지 않더라도 속는 셈치고 실천해 보라.

주여 제게 평온한 마음을 내려 주소서
바꿀 수 없는 일은 받아들이게 하여 주시고
바꿀 수 있는 일은 바꾸는 용기를 주소서
그리고 이 둘을 구별하는 지혜를 주소서.
하루하루를 살게 하시고, 순간순간을 누리게 하시고
고통을 평화로 이끄는 길로 받아들이게 하시고
죄악으로 가득 찬 세상을 제 방식이 아닌
그분처럼 있는 그대로 받아들이게 하시고
내가 당신 안에 살면,

당신께서 모든 것을 바르게 세우실 것임을 믿게 하시고
이곳에 사는 동안 사리에 맞는 행복을
저곳에서 당신과 함께 영원토록 온전한 행복을 누리게 하소서.

-라인홀드 니버, 마음의 평정을 위한 기도-

코골이 남편, 불면증 아내

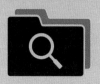

숙면과
평생학습

4차 산업혁명시대
상생과 협업이 답이다

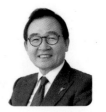

윤은기 회장

경영은 제한된 자원으로 좋은 결과를 내는 활동입니다. 과거 경영학과는 문과 학생이 진학했습니다. 하지만 오늘의 경영을 문과라 할 수 있을까요? 새로운 기술의 발달로 50% 이상 이과의 기술이 필요합니다. 그렇다면 경영은 이과인가요? 그것도 정답은 아닙니다. 경영의 절반은 사람 관리이기 때문입니다. 경영은 문/이과가 통합된 학문입니다. 과거 경영에서 배웠던 것을 그대로 적용하면 100% 망합니다. 지금은 신경영학이 필요합니다.

앞으로 배워야 할 것은 변화입니다. 윤은기 회장은 고려대학교 심리학과를 졸업했습니다. 고려대학교 심리학과는 2021년 3월부터 문과대에서 분리되어 심리학부로 격상되었습니다. 4차 산업혁명과 인공지능 시대에서 심리학이 중요해졌기 때문입니다. 심리학부는 문과도, 이과도 아닙니다. 졸업할 때 공부한 내용에 따라 문과 또는 이과 학위를 받게 됩니다. 구글, 아마존, 마이크로소프트 등의 연구소엔 반드시 심리학자가 있습니다. 고객이 원하는 것을 찾기 위해 심리학의 도움이 절실합니다.

윤은기 회장의 아들은 인포메틱스(정보과학)를 전공했습니다. 귀국해서 회계 법인에 취직했는데, 회계사보다 높은 성과를 냅니다. 인포메틱스를 전공했기에 빅데이터를 포함한 다양한 정보기술을 활용해 새로운 방식으로 일하기 때문입니다. 기술의 발전으로 일하는 방식이 변했습니다. '리버스 멘토링(젊은 사람에게 배우는 것)' 개념이 생겼습니다. 20대는 교육이 필요 없고, 오히려 50대 이상이 새롭게 배워야 합니다.

과거 정보화 시대에는 생각의 속도, 정보의 속도, 의사 결정의 속도, 실행의 속도가 빨라야 생존했습니다. 4차 산업혁명의 시대에는 패스트 러너(빨리 배우는 사람)가 강자입니다. 석/박사보다 중요한 것은 새로운 것을 빨리 배우고 익히는 능력입니다. 인공지능 리터러시가 있는지, 연결과 융/복합, 메타버스의 의미를 알고 어떻게 구현하며 수익을 내는지 알아야 합니다. 기존의 지식만 갖고는 성과를 내기 어려워졌습니다.

빠른 학습자, 꾸준한 공부가 중요해졌습니다.

1980년대 생산력이 낮은 공산주의는 붕괴했습니다. 사유재산을 부정하고 균등 분배가 원칙입니다. 경쟁이 없으니 혁신이 없습니다. 경쟁으로 혁신, 혁신으로 성장, 번영으로 혜택 구조를 만들지 못했습니다. 이후 신자유주의가 득세했습니다. 경쟁과 민영화가 대세가 되었습니다. 성과급이 나타나고 차등 평가제를 실시합니다. 호봉제에서 A, B, C, D, E로 평가를 하고 급여를 차별했습니다. 무한 경쟁이 심해지고 승자가 독식하는 세상이 되었습니다. 이긴 사람이 다 가져갑니다.

달도 가득 차면 기울기 마련입니다. 차등 평가에서 내가 높은 평가를 받아야 합니다. 정보를 독점합니다. 탁월한 인재는 공공의 적이 됩니다. 팀워크가 깨집니다. 심리학적으로 스트레스가 지속되면 사람은 번 아웃됩니다. 이렇게 30년이 지나니 양극화가 심해집니다. 사람은 평등하게 태어나지 않습니다. 신자유주의는 공정하지 않은 경쟁, 기울어진 운동장을 인정합니다. 신자유주의는 사람을 잡고, 사회를 망가뜨리기 시작했습니다.

정치인은 눈치가 빠릅니다. 투표가 중요한 정치인은 부자를 미워합니다. "당신이 고난을 겪고 힘든 것은 당신 잘못이 아니다. 최선을 다했으나 룰이 잘못된 것이다. 신자유주의는 사기다. 30년간 털리고 아픈 마음을 잘 안다. 나를 찍으면 다시 돌려주겠다. 세금으로 가져가 복지로 돌려주겠다." 있는 사람은 먹고살 정도는 되고 저항하기도 힘들어 참습니다. 그런 정권이 2번 연속되면 사업을 포기하기도 합니다.

국가 경제의 선순환을 위해 성과가 환류(피드백)되어야 하는데, 가진 사람의 것을 나눠주면 하향 평준화되고 국가가 부도납니다. 중남미와 그리스가 그렇습니다. 신자유주의의 장점은 모두 사라지고, 문제가 커졌습니다. 새로운 경제가 필요합니다.

정보화 시대는 정보가 지식이고 자산입니다. 증기기관보다 컴퓨터가 유용한 도구입니다. 산업과 가정, 정부 모두 정보화되었습니다. '전통적인 것을 해야지'라는 생각으로 하던 것을 반복하면 뒤처집니다. 정보화의 진행으로 해킹과 정보 범죄, 사생활 침해 등이 있었지만, 새로운 방식은 생산성을 획기적으로 높였고, 기존의 것을 구닥다리로 만들었습니다.

2016년 종로 포시즌 호텔에서 알파고와 이세돌의 바둑 대결이 있었습니다. 이전에 우리는 인공지능이 뭔지도 몰랐습니다. 이세돌의 1대4 패배 이후 삼성은 인공지능 사업을 강화했고, 인력을 채용했습니다. 다른 기업들도 인공지능을 받아들이기 시작했습니다. 인공지능은 앵커, 단편소설 작가, 뉴스 작성 등 모든 분야에서 빠르게 뿌리내리고 있습니다. 인공지능의 물결을 잘 타는 기업은 흥할 것이고, 그렇지 못하면 쇠할 것입니다.

ESG(환경, 사회적 책임, 윤리경영/투명성)가 대두되었습니다. 신자유주의 끝자락에 나타난 현상입니다. 지속 가능 경영, 환경 경영, 윤리 경영, 동반 성장을 포함한 개념입니다. 주변에 능력은 탁월해도 싸가지(개념)가 없는 사람이 있습니다. 언제나 승승장구하는 사람은 없습니다. 결정적 위기가 왔을 때 주변에서 도와야 생존 가능합니다. 회사도 마찬가지입니다. 신자유주의 경쟁에서 승리했더라도 환경, 사회적 책임, 윤리경영이 없으면 위기 상황에서 생존을 보장받기 어렵습니다. 그래서 ESG가 나타난 것입니다. 신자유주의의 부작용에 대한 반발인 것입니다.

4차 산업혁명의 기반은 스티브 잡스가 다졌습니다. 기술과 인문학의 교차점에서 새로운 아이폰(혁신)이 태어났습니다. 문과/이과의 구분이 생긴 것은 산업혁명 이후입니다. 다시 문과와 이과의 통합이 필요한 시기가 되었습니다. 창조는 서로 다른 것을 연결하는 능력을 말합니다. 창조를 위해서는 융복합이 필요합니다. 한 우물만 깊이 파서는 빠져 죽을 뿐입니다. 깊이 파되 어딘가 연결 가능한 고리를 만들어야 합니다.

허리 디스크 환자를 볼 때 정형외과와 신경외과 의사는 수술을 권할 수 있지만 재활의학과 의사는 비수술적 요법을 선호할 것입니다. 다른 전문분야의 의사가 모여 융복합으로 새로운 해결책을 찾을 수 있습니다. 같은 목표와 다른 기능이 결합하면 메가 시너지가 발생합니다. 같은 전문의가 있으면 기존의 해결책만 나올 뿐입니다. 같은 목표와 같은 기능이 결합하면 단순 시너지가 발생합니다. 여기에 혁신이 있습니다. 다름을 포용하고 융복합하면 시너지가 생깁니다.

이를 위해 호감, 공감, 신뢰, 소통이 필요합니다. 공감 능력은 다름을 받아들이는 능력입니다. 소통을 하는 4가지 방법이 있습니다. 옳은 말을 기분 좋게 하는 것, 옳은 말을 기분 나쁘게 하는 것, 틀린 말을 기분 좋게 하는 것, 틀린 말을 기분 나쁘게 하는 것. 이 중 가장 어리석은 사람은 맞는 말을 기분 나쁘게 하는 사람입니다. 옳은 말이지만 상대는 받아들이지 않습니다. 배운 사람, 지위가 높은 사람, 최고의 전문가들이 자주 하는 실수입니다. 감성지능EQ은 정서지능IQ만큼 중요합니다.

분업은 나눠서 일하는 것입니다. 성과가 뛰어났기에 관리 혁명이라 불렸습니다. 기업도, 정부도, 군대도 그렇게 했습니다. 과거의 분업 조직은 옆에서 무슨 일을 하는지, 상부에서 어떤 일이 벌어지는지 몰랐습니다. 그래서 중간관리자가 조정했습니다. 이제 정보통신과 디지털 기술의 발달로 조직이 어디로 가는지, 옆 부서에서 뭘 하는지 알게 되었습니다. 중간관리자의 커뮤니케이션이나 슈퍼바이저 기능이 약해졌습니다. 기술의 발전으로 분업에서 협업으로 바뀐 것입니다. 협업으로 바뀌니 생산성이 4,5배 높아졌습니다.

협업의 기반은 감사하는 마음입니다. 협업이 가능한 선결 조건은 전문성과 핵심역량, 핵심 기술, 신뢰, 호감, 평판과 윤리, 품성입니다. 신뢰할 수 없는 사람과는 협업할 수 없기 때문입니다. 그래서 평판 관리가 중요합니다. 핵심 역량과 협업 역량을 갖춰야 합니다. 이때의 협업은 산업 생태계 전체로 확장됩니다. 내가 속한 생태계를 이해해야 합니다. 나는 무엇을 기여하고 어떤 도움을 받을 것인지 알아야 합니다.

4차 산업혁명 시대의 상생과 협업을 위한 조건입니다.

기업가 정신이란
무엇인가

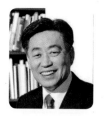

이금룡 회장

기업은 올라가거나 내려가거나 둘 중 하나밖에 없습니다. 성장이 멈추면 대부분의 회사는 내려갑니다. 어떤 경우라도 회사는 성장해야 합니다. 지속 성장을 위해 명확한 방향 설정이 중요합니다. 방향이 틀리면 열심히 해도 성과가 나지 않습니다. 이스라엘 대통령은 '화이자'에 30차례 전화했습니다. 우리는 국민의 참여와 의료진의 희생, 인터넷과 모바일을 활용한 방역으로 해결하려 했습니다. 그래서 차이가 생겼습니다.

영화 포레스트 검프에 이런 대사가 나옵니다. '내가 지금 어디로 가는지 모른다면, 영원히 목적지에 도달할 수 없다'고.

변화의 시기에 생존을 위해 CEO는 두 개의 눈이 필요합니다. 사람을 보는 눈과 변화를 보는 눈입니다. CEO의 또 다른 중요한 책무는 회사의 생존입니다. 비바람이 불고 폭풍우가 몰아쳐도 회사를 지속시키는 것이 중요합니다. 지속은 현상 유지가 아닙니다. 공기업은 현상 유지가 가능할지 몰라도, 기업의 현상 유지는 불가능합니다. 고객이 변하고, 경쟁사가, 기술이 변하기 때문입니다.

방향을 잘 잡은 사람은 엘빈 토플러입니다. 그는 '제3의 물결'과 '권력 이동'을 통해 부를 만드는 물결을 얘기했습니다. 그 물결은 지식과 정보입니다. 지식과 정보를 다루는 사람이 우위를 점했습니다.

2300년 전 장자는 우생마사牛生馬死라 했습니다. 홍수가 났을 때 '소는 살고 말은 죽는다'는 얘기입니다. 수영을 못하는 소는 흐름에 몸을 맡긴 후, 바닥에 발이 닿으면 빠져나옵니다. 반면 물에 익숙한 말은 물을 거슬러 나오려다 지쳐 목숨을 잃습니다. 이처럼 부를 만드는 거대한 흐름을 거역할 수 없습니다. 흐름을 알고 변화를 따라야 개인이든 조직이든 성장과 생존이 가능합니다.

이금룡은 1994년 9월부터 홈플러스를 결심했습니다. 당시 이마트는 창동 1호점만 있던 시기입니다. 1997년 대구 홈플러스 1호점을 준비했습니다. 같은 해 11월 부산 사상 2호점 오픈 전날, 서울에서 전화가 왔습니다. 1997년 11월의 국가 부도 사태IMF였습니다. 당시 외국인이 선호했던 것은 호주 광산, 홈플러스, 카자흐스탄의 동銅광산 영업권입니다. 영국 대사관을 통해 테스코가 홈플러스를 인수하고 싶다고 연락이 왔습니다. 정부에서도 홈플러스를 팔라고 했습니다.

변화는 위기와 기회입니다. 이금룡은 삼성에 남아서 승진할 것 인가, 인터넷 세상으로 나갈 것인가를 고민하고, 변화를 선택했습 니다. 과거 엘빈 토플러가 방한했을 때 이금룡은 엘빈 토플러와 만 나고 싶었지만, 기회가 없었습니다. 방법을 찾았습니다. 강의 후 김포 공항에 갈 때 삼성물산에서 에스코트를 하겠다고 했습니다. 차 안에서 엘빈 토플러와 대화했고, 변화의 물결을 이해했습니다.

당시 인터파크, 롯데, 신세계, 현대가 온라인 쇼핑을 했습니다. 인터넷을 모르는 이금룡은 강남의 학원에서 인터넷을 공부했습니 다. 인터넷으로 물건을 팔면 홈플러스 같은 공간이 없어도 된다고 생각했습니다. 삼성에서 인터넷을 하는 사람이 삼성 SDS에 2명 있었는데 사내 벤처로 검색을 연구했습니다. 그들에게 쇼핑몰을 도와달라고 했고, 회원 관리를 위해 중앙일보의 조인스 닷컴을, 커 머스commerce 사이트를 위해 오라클에 도움을 요청했습니다.

당시 삼성에서는 인터넷을 이해하지 못했습니다. 기존의 기업은 토지에 바탕을 둔 공장에 투자하는데, 인터넷의 가상공간을 이해 하지 못했고, 인력 충원을 주저했습니다. 1999년 6월 1일 자본금 5억으로 회사(옥션)를 차렸습니다. 당시 이금룡에게 야후와 옥션에 서 제안이 왔는데, 이금룡은 잘나가던 야후 대신 옥션을 선택했습니다. 홈플러스를 경험했기에 인터넷을 통한 쇼핑몰을 선택했습니다(삼성 SDS에서 검색을 도왔던 과장은 네이버를 만들었습니다).

디지털, 인공지능 등 큰 흐름을 거스르면 안 됩니다. 변화를 관찰하고 수용하면서 기회를 찾아야 합니다. 기존에 하던 일을 그대로 하면 떠내려갑니다. 장수 기업(활명수, 우리은행)과 혁신 기업(셀트리온, 카카오 뱅크)이 있습니다. 지금은 변화가 빠른 시기입니다. 그래서 장수 기업보다 혁신 기업이 더 중요합니다. 변화에 적응하는 것이 중요합니다.

농업시대에 부의 원천은 토지입니다. 땅을 많이 가진 사람이 중요합니다. 그래서 만석꾼이란 말이 있습니다. 1차 산업혁명(1770년, 와트의 증기기관)은 인간이 하던 일을 기계가 대신합니다. 생산량이 급격히 증가합니다. 부의 원천은 공장이며, 싸고 좋은 물건을 만들었습니다. 2차 산업혁명은 1890년대에 시작된 전기의 발명과 보급, 컨베이어 벨트를 활용한 대량생산입니다. 공업 혁명은 임금과 지대의 상승으로 경쟁력이 약화되었고, 한국, 중국, 베트남, 인도네시아 등으로 이동했습니다.

3차 산업혁명은 1980년의 컴퓨터와 지식, 정보 혁명입니다. 공장에서 물건을 만드는 것보다 정보와 지식을 가진 사람이 부를 가집니다. IBM, 애플, HP 등이 있고, 1980년대 한국에도 삼성과

LG, 삼보 컴퓨터가 있었습니다. 컴퓨터가 하드웨어라면 MS, 오라클 같은 소프트웨어도 있습니다. 우리는 소프트웨어에 취약합니다. 유일한 소프트웨어 회사는 1995년 이찬진이 설립한 '한글과컴퓨터'뿐입니다.

한국은 소프트웨어는 약했지만 통신에서 승기를 잡았습니다. 통신은 유선과 무선이 있습니다. 유선은 초고속 통신망으로 1999년부터 널리 보급되었습니다. 하나로 통신에서 이금룡을 만나 망을 몰아주는 조건으로 월 3만 4천 500원으로 20메가를 사용했습니다. 한국은 인터넷 강국이 되었고, 게임 산업의 성장으로 이어졌습니다. 넥슨과 NC소프트는 이 무렵 생겼습니다. 인터넷 경제를 웹코노미webconomy라 합니다.

우리는 모바일도 잘합니다. 1996년 CDMA 기술로 011, 016 등 기술을 상용화했습니다. 2007년 애플의 아이폰이 나왔고, 2009년 11월 26일 잠실에서 3G 아이폰을 개통했습니다. 같은 해 12월 1일. 이건희 회장은 무선 사업부를 불러 6개월 이내에 아이폰을 따라잡으라 했습니다. 삼성의 무선 사업부는 12시에 퇴근하고, 주 52시간이 무색하게 일했습니다. 당시 LG는 싸이언, 프라다폰, 초콜릿폰 등으로 피처폰 전성기를 누렸습니다.

2010년 3월 스페인 바르셀로나의 월드 모바일 콘그레스에서 스마트폰이 대세가 되었습니다. 삼성은 2010년 6월 갤럭시를 출시했고, LG는 2010년 3월부터 7개월을 준비해 옵티머스를 출시했습니다. 삼성은 가능성과 잠재성으로 시장을 봤습니다. 이후 세상은 애플과 갤럭시가 지배했습니다. 가능성을 늦게 판단한 LG는 2021년 결국 휴대폰 사업부를 철수했습니다.

30년간 세계 시장의 40%를 점령한 노키아는 2013년에 망했고, 이후 MS에 인수되었습니다. 애플은 노키아에 비하면 작은 회사였습니다. 스티브 잡스는 휴대폰을 컴퓨터로 봤습니다. 컴퓨터는 소프트웨어가 필요합니다. 노키아는 통신 기계로 봤습니다. 노키아는 통신 기술이 부족해서 망한 회사가 아닙니다.

기아자동차도 기아로 사명을 변경하며 모터스를 뺐습니다. 스타벅스 커피도 스타벅스로 사명을 바꿔 커피를 뺐습니다. 기아는 모빌리티로, 스타벅스는 공간을 파는 회사로 개념을 바꿨습니다. 스타벅스는 공간 설계를 위해 본사에 디자이너만 200명이 있습니다.

또 다른 사례로 에버랜드가 있습니다. 1976년부터 1993년까지 용인의 자연농원을 1994년 에버랜드로, 테마파크와 캐리비안 베이로 바꿨습니다. 자연농원의 사장은 살구 넥타와 사과나무를 기르는 농업으로, 에버랜드 사장은 테마파크로 본 것입니다. 이처럼 개념 설계가 중요합니다.

CEO의 중요하고 어려운 임무는 변화의 순간에 어떤 의사결정을 하느냐입니다.

제3의 물결 시대에 중요한 것은 소프트웨어와 웹www, 앱APP입니다. 디지털 혁명 시대에 과거의 것을 그대로 하면 망합니다. 대표적인 나라는 일본입니다. 일본은 아날로그 시대에 최고였지만, 지금은 2류 국가로 전락했습니다. 사람도 그대로입니다.

인공지능(AI; artificial intelligence)은 방대한 데이터를 바탕으로 인간처럼 추론해서 판단하는 도구입니다. 증기기관이 사람의 육체를 대신한 것처럼, 인공지능은 사람의 지적 능력을 대체합니다. 과거에는 다른 사람의 자료를 이해하거나, 외국의 문물을 빨리 도입해도 지식인이란 소리를 들었습니다. 이는 더 이상 통하지 않습니다.

인터넷과 스마트폰 등 정보통신 혁명으로 누구나 많은 정보를 얻을 수 있습니다. 인공지능 시대에 살아남기 위해서는 내 경험과 콘셉트로 자신만의 해석을 내려야 합니다.

과거 고상돈이 에베레스트를 등반한 후 많은 사람들이 에베레스트를 오릅니다. 일본인이 해발 5천 미터에 호텔을 만든 후 에베레스트 등산이 쉬워진 것처럼, 디지털 인공지능으로 무장하는 것은 베이스 캠프가 생기는 것과 같습니다. 디지털 물결을 이해하고 받아들이지 않으면 변화에 뒤처질 수밖에 없습니다.

앞으로 인공지능의 활용은 다음 4가지입니다.

1. 예측. 인공지능은 데이터. 이 일은 어떻게 된다. 주식이 어떻게 된다. 돈 쓰는 것 보니 신용불량자 된다. 폐암은 확률이다. 예측은 확률로 나타난다.

2. 비서 기능. 에이전시. 콜센터, 서비스 기능 등. 인간이 하는 것을 데이터로 대신한다. 훨씬 고도화된 일. 서비스 로봇.

3. 맞춤 기능. 나를 나보다 더 잘 안다. 내 행동으로 뭘 할지 안다. 내 행동으로 나를 알아낸다.

4. 스마트 팩토리. AI 팩토리.

인공지능과 클라우드, 빅데이터 등으로 사람들은 행복을 찾습니다. 인간의 행복은 무엇일까요. '소확행'이란 말을 처음 사용한 사람은 무라카미 하루키입니다. 샤워 후 옷장에서 잘 개어진 옷을 볼 때와 갓 구운 빵을 먹을 때를 소확행이라 했습니다.

앞으로 사람은 헬스와 뷰티에서 소확행을 찾을 것입니다. 소확행을 위해 인간의 감성을 이해해야 합니다. 이성의 시대에서 감성의 시대로 전환점이 시작되었습니다.

인간의 감성을 이해하기 위해서는 소통, 상대방을 인정하기, 감동의 3가지 요소가 필요합니다. 소통은 진정성이 중요합니다. 남양유업 사태에서 소비자의 감성을 무시하고 신뢰를 잃은 남양유업은 사모펀드에 회사를 팔았습니다. 진정성이 중요하기 때문입니다.

상대방을 인정해야 합니다. 인간은 인간을 판단할 능력이 없습니다. 그 사람의 사정을 알 수 없습니다. 그래서 CEO는 사람을 보는 눈을 키워야 합니다. 이기적인지, 이타적인지 판단해야 합니다.

상대를 인정하는 좋은 방법은 피드백입니다. 좋은 학벌이 있어도 피드백이 없으면 성공할 수 없습니다. 40분 이내의 피드백은 상대를 좋아한다는 증거입니다. 하루가 지난 피드백은 관심이 없거나 대답할 능력이 없다는 증거입니다.

피드백을 잘하는 사람은 우군화 능력이 뛰어납니다. 우군화 능력은 주변 사람을 자기 편으로 만드는 능력입니다. 그래야 성공하고, 성공을 오래 유지합니다. 내가 할 수 있는 한에서 도와주는 겁니다. 성공하기 위해 운이 필요합니다.

도덕적 과실을 범하는 사람은 운이 찾아오지 않습니다. 타인의 경조사를 챙기지 않거나, 인간으로 도리를 지키지 않는 경우입니다. 공감은 그 사람과 같은 마음이 되는 것입니다. 리더가 직원과 구성원을 공감하지 못한다면, 그는 더 이상 리더가 아닙니다. 남의 입장을 이해해야 합니다. 상대를 이해하고 인정하세요.

20세기에 문자를 모르면 문맹이라 했습니다. 21세기에 상대의 감정을 모르면 또 다른 문맹입니다.

최종 단계는 감동입니다. 감성의 물결. 만족은 기대했던 수준을 충족했을 때, 감동은 그 이상을 받았을 때입니다. 감동받은 사람은 자기 감동으로 끝나지 않습니다. SNS에 추천합니다. 팬덤이 생깁니다. 이게 형성되어야 기업이 생존하고 번영합니다. 고객 감동을 위해 디테일과 스토리가 중요합니다.

고객에게 인정받지 않고 돈을 버는 기업은 없습니다. 명심하세요.

기업가는 좌뇌와 우뇌가 중요합니다. 언제나 호기심을 갖고 새로운 정보를 받아들이세요. 사업을 통해 더 나은 세상을 만들겠다는 각오를 다지세요. 미래의 기회를 잡으세요.

기업가 정신이 있는 사람은 질문을 합니다. 그리고 상상력이 있습니다. 질문과 상상력이 없으면 기업가가 아닙니다. 머리가 좋다면 의사, 변호사가 되어 과거의 데이터를 바탕으로 현재의 일을 할 수 있습니다. 하지만 기업가는 미래의 일을 하는 사람입니다.

따라서 두 개의 눈, 변화를 보는 눈과 사람을 보는 눈으로 훈련하세요. 위기를 듣는 귀와 기회를 듣는 귀로 훈련하세요. 그리고 기업가는 오른손과 왼손, 그리고 겸손을 갖추세요.

행복 경영

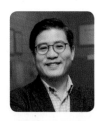

조영탁 휴넷 사장

회사 직원도, 고객도, 주주도 사람입니다. 기업엔 다양한 이해관계가 얽혀 있습니다. 이들 이해관계자의 행복을 극대화해야 합니다. 직원의 행복을 최우선으로 하면, 행복한 직원이 고객의 행복을 위해 노력하게 됩니다.

이익에는 좋은 이익과 나쁜 이익이 있습니다. 직원과 협력업체를 괴롭히고 고객을 속이는 것은 나쁜 이익입니다.

회사의 생존과 장기적 성장을 위한 양손잡이 경영을 해야 합니다. 경영자는 현재의 이익과 미래의 이익 사이에 균형을 맞춰야 합니다. 단기 이익 극대화를 추구하면 이익에만 몰두하고, 장기적으로 어려워질 수 있습니다.

이랜드 박성수 회장님은 성공한 사업과 실패한 사업을 말합니다. "이랜드는 많은 성공과 실패를 했다. 하나의 공통된 원칙은 사업 성공이나 돈을 버는 것이 목적인 경우 대부분 실패했고, 고객의 불편을 발견하고 이를 해결하는 비즈니스는 대부분 성공했다는 것이다."

핵심인재 1명을 어떻게 영입할 것인가. 핵심인재 1명이 고객보다 훨씬 소중합니다. 앞으로도 그럴 것입니다. 핵심인재의 중요성은 '쿵푸팬더'를 보면 알 수 있습니다. '쿵푸팬더'를 기획하기 5년 전부터 4명의 전문가가 모여 브레인스토밍을 했습니다.

2008년 베이징 올림픽이 개최되니 중국을 타깃으로 하자고 했습니다. 중국은 쿵푸와 팬더입니다. 쿵푸팬더 1, 2편을 통해 3조 원의 수익을 냈습니다. 4명이 낸 수익입니다. 그만큼 핵심인재는 소중합니다.

회사를 위해 열심히 일하는 직원이 불행하다면, 회사는 승승장구하는데 열심히 일한 직원이 행복하지 않다면 문제가 있습니다.

이병철 회장은 "기업은 사람이 중요하다. 나는 내 시간의 80%를 인재를 모으고 기르고 육성하는 데 사용했다"고 말합니다. 잭 웰치는 "75%의 시간을 사람을 뽑고 배치하고 평가하고 보상하고 내보내는 데 쓴다"고 했습니다. 그러면서 "나는 이병철 회장에게 배웠다"고 합니다.

하지만 많은 회사에서 인재 선발에 2%의 시간을 사용하고, 채용 실수를 만회하는 데 74%의 시간을 할애합니다.

많은 대표들이 인재를 채용하기 위해 금전적 보상이 중요하다고 생각합니다. 실제로 그렇습니다. 하지만 돈이 전부는 아닙니다. 총 보상을 확대하고 비금전적 보상과 직원의 가치를 존중하는 문화가 있다면, 인재를 확보하기 유리합니다.

인재는 4가지로 구분됩니다. S, A, B, C급입니다.

S급은 미래 비전을 제시하면 스스로 움직이는 사람
A급은 미래 비전과 방향을 설명하면 움직이는 사람
B급은 끊임없이 가르치고 안내해야 움직이는 사람
C는 성과 없는 프리라이더, 냉소주의자입니다.

사람은 고쳐 쓰기 어렵습니다. B급 인재(성실한 사람)도 필요합니다. 사람이 없다고 급하게 채용하면 문제가 생깁니다. 그래서 의심스러우면 채용하면 안 됩니다. 반드시 후회하고 부작용이 생깁니다.

어렵게 채용한 직원의 재능과 열정, 헌신을 어떻게 이끌어 낼 것인가.
기업의 성공과 실패는 기업에 소속된 사람의 재능과 열정을 얼마나 잘 이끌어 내는가에 달렸습니다.

한국인의 직장 몰입도는 평균 10~15%입니다. 미국은 평균 30%입니다. 구글과 아마존 등 글로벌 기업의 몰입도는 평균 60%라 합니다. 그래서 높은 성과가 나옵니다. 직원 평가는 성과로 합니다. 열심히 일하는 것, 오래 일하는 것도 중요하지만, 성과(결과)로 평가해야 합니다. 그것이 가장 합리적인 방법입니다.

직원의 몰입도를 평가하는 방법이 있습니다.
1. 지속적으로 조직에 대해 긍정적으로 말하는가.
2. 3년 이상 조직과 함께하며, 취업 활동을 하지 않는가(직장인의 50% 이상은 1년 이내 이직을 고민한다고 합니다).
3. 기대되는 역할을 벗어나 더 많은 것을 성취하는가(사장이나 팀장이 100을 시켰을 때 120을 하는가).

직원의 동기부여를 이끄는 요소는 다양합니다.

직업의 안전성, 급여, 복지가 있습니다. 동시에 나를 존중하는 사람과 같이 일하는가, 업무는 흥미로운가, 업무 성과에 대한 공로를 인정해 주는가, 자기 계발의 기회가 있는가, 의견을 존중해 주는가. 스스로 생각할 기회를 주는가. 회사와 함께 자신도 성장하는가 등. 여러 요소를 고려해야 합니다.

직원은 자율성을 인정받고, 자신의 업무를 스스로 결정할 때 일의 주인이 됩니다. 통제권이 있을 때 자신감이 생기고, 역경도 극복할 수 있습니다. 자신이 통제한다고 믿는 사람은 그렇지 않은 사람보다 건강하고 장수한다고 합니다.

직원은 상사나 동료의 인정을 원합니다. 지나치게 인정받아 고민이라는 직원은 없습니다. 누구나 자기가 잘난 맛에 삽니다. 저도 그렇습니다. 직원의 객관적 평가가 70점이라고 알리면 좋아할 사람은 없습니다. 자기는 80점이라 생각합니다. 75점이라고 칭찬해도 만족하지 않습니다. 85점이라 하면 팀장이 나를 인정한다고 생각하며, 다음날부터 열심히 일하게 됩니다. 칭찬은 20% 정도 올려서 하세요.

사람이 중요합니다. 단! 적합한 사람만 그렇습니다.
사람이 중요한 자원이지만, 적합한 사람만 중요한 자원입니다.
리더는 엄격하지만 비정하지 않아야 합니다.

* 엄격해지는 법은
1. 의심스러우면 채용하지 않고 지켜보기
2. 바꿀 필요가 있으면 즉시 실행하기
3. 최고 인재를 가장 큰 기회가 있는 곳에 배치

* '조직에 필요한 사람이라는 것'을 아는 방법은

1. '떠날 것'이라 말하면 잡을 것인가.

2. (함께 일해 그 사람을 알게 된 후에) 다시 채용한다면 채용할 것인가.

C 플레이어는 본인, 동료, 사장, 회사 모두 불행해집니다.

적합하지 않은 직원,

부정적이고 냉소적인 직원,

지속적인 저성과 직원,

자기 일을 못하는 무임승차자,

에너지 뱀파이어,

자율을 악용하는 사람.

리더는 적합한 사람을 버스에 태우고, 부적합한 사람은 내리도록 해야 합니다.

같은 업무를 반복하면서 성장하기를, 좋은 결과를 얻기를 기대하는 것은 비정상인 것입니다.

'불광불급
(미치지 않으면 미치지 못한다)'

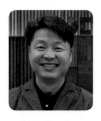

이윤환 경도/복주 요양병원 이사장

젊은 물리치료사가 있습니다. 부모로부터 물려받은 재산도 없고, 호롱불 밑에서 공부한 흙수저입니다. 작은 도전을 하고 성공하고, 다시 도전하고 성공하는 과정을 반복합니다. 31세에 1000만 원으로 시작한 병원 사업이 15년 후 900병상의 요양병원이 됩니다. 규모만 큰 것이 아닙니다. 어르신을 묶지 않고, 기저귀와 냄새가 없는 존엄케어를 실천합니다. 척박한 대한민국 의료 현실에서 불가능한 일입니다. 긍정적인 조직 문화와 감사경영을 도입했기에 가능했습니다.

20대 청년에게 250만 원의 빚은 무겁습니다. 빚을 갚으려 전기 공사 현장에서 일했고, 학자금 대출을 받아 전기학원에 등록합니다. 물리치료학과 3학년 1학기 때로, 100명의 학원생 중 11명의 최종합격자가 됩니다. "해보니 되더라!" 24살 이윤환은 공무원보

다 대학 교수가 되겠다는 꿈을 꿉니다. 대학원 석사 과정에서 병원
사업하는 동기를 만나, 새로운 선택을 합니다. 자본금 1천만 원으
로 시작한 의료 사업. 의료재단 대표가 되고 2006년 경도요양병원
을 건립합니다. 빚으로 지은 병원입니다. 밤낮 없이, 안면신경 마
비가 올 정도로 열심을 다했습니다.

병원이 성장하고 수익도 개선됩니다. 어느 날 이윤환은 간호사
에게 물어봅니다. '선생님의 부모님이 편찮다면, 우리 병원에 모실
것인가?' 간호사의 대답은 '자신 없다'입니다. 우리 병원에 부모를
못 모시는데, 어떻게 환자분들을 오라고 할까요. 성장 대신 가치
경영을 고민합니다.

2013년 #손덕현 이손병원 원장(현 요양병원협회 회장)의 '노인에게도
내일이 있다. 존엄케어 4무2탈'을 읽습니다. 직원에게도 읽고 독
후감을 쓰라 합니다. 직원을 괴롭히는 것이 아니라, 책을 통해 이
념과 가치, 철학을 공유하기 위함입니다. 직원 30명과 희연병원(김
덕진 이사장)을 방문합니다. 희연병원은 냄새와 억제대가 없는 대한민
국 최고의 노인병원입니다. 돌아오는 버스 안에서, 직원들은 자신
없다고 말합니다.

임상 3년 차 간호사, 할머니에게 말했습니다. "할머니. 우리 기
저귀 한번 떼볼까요?" "귀찮은데 뭘 해. 대충 이렇게 살다 죽으면

되지." 충격을 받은 간호사는 2일간 휴가를 냅니다. 간호사인 내가 환자의 삶을 존중하지 않았다는 반성과 자괴감이 밀려옵니다. 간호사는 '노인에게도 내일이 있다' 독후감에 이렇게 썼습니다. "울고만 있을 수 없다. 나는 간호사니까. 그분의 삶의 지팡이가 되고 노년을 지키는 간호사가 되겠다." 이런 간호사가 있다면, 어렵다고만 생각했던 존엄케어가 가능합니다.

2013년 10월 존엄케어 선포. 존엄케어는 환자를 묶지 않고 기저귀와 냄새, 욕창과 낙상이 없는 병원입니다. 타인의 몸을 씻기는 일은 고된 일입니다. 대다수의 요양병원은 주 1회 목욕을 합니다. 경도/복주 병원은 직원과 환자를 1촌으로 연결해 주 2회 목욕을 합니다. 치위생사를 고용해 구강 케어를 합니다. 2시간마다 방송이 나오면 전 직원은 일손을 멈추고 환기와 체위 변경을 합니다. 공휴일 당직제를 만들어 일요일에도 물리/재활 치료를 합니다.

콧줄을 자주 뽑는 환자는 억제대로 묶지 않고, 인형을 줍니다. 일본에서는 신규 직원이 입사하면 기저귀를 채우고 묶어 놓고, 콧줄도 끼웁니다. 이윤환도 콧줄을 했습니다. 목에 가시가 걸린 것처럼 힘듭니다. 환자 만족도는 높아지지만, 직원들은 지쳐갑니다. 다른 병원처럼 환자를 묶자는 얘기가 나오고, 퇴사하는 직원이 많습니다.

감사 나눔 125(하루 한 번의 선한 일, 월 2권의 독서 및 토론, 매일 다섯 가지 감사 일기)를 배운 이윤환은 즉시 실천했습니다. 인터넷 카페를 만들어 5감사를 쓰도록 합니다. 6개월간 댓글을 달며, 간호사의 이름을 외웠습니다. 독서 토론 후 변화된 모습을 경험합니다. 서비스 개선 토론(일하면서 불편한 점, 환자의 요구 사항 등)을 합니다. 감사에 필요한 것은 상대에 대한 진정성입니다. 배탈이 난 할머니가 병실 휴지통에 대변을 봤습니다. 이전에는 '왜 하필 내 근무시간에 휴지통에 똥을 쌌을까.' 하며 할머니를 탓했습니다. 감사를 체험한 직원은 이렇게 말합니다. '휴지통에 대변을 눠서 덜 치워도 되고, 낙상으로 이어지지 않아서 감사하다'고.

존엄 케어는 단순히 잘해드리자는 것이 아닙니다. 인간으로 존중받을 권리를 침해하지 말아야 한다는 것입니다. 존엄 케어를 실천하는 이윤환 이사장님. 감사합니다. 대한민국의 모든 요양병원이 존엄케어를 실천하면 좋겠습니다.

'진심을 팝니다'

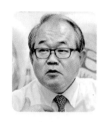

장인수 전 OB맥주 대표이사

저는 행복경영 2기로 장인수 회장님의 강의를 3번 들었습니다. 행경 2기는 운이 좋습니다. 수차례의 번개 모임과 회장님의 댁 초대도 받았습니다. 회장님의 첫 강의. 2시간이 어떻게 흘렀는지도 몰랐습니다. 그리고 사람의 소중함을 배웠습니다. 2번째 강의를 듣고 '회장님의 삶을 어떻게 표현할까' 고민했습니다. 3번째 강의에서 지금까지 몰랐던 것을 느꼈습니다. 고신영달(고졸신화, 영업달인) 장인수 회장님의 따뜻한 매력입니다.

장인수 회장님은 리더의 역할과 위기 극복을 말씀하십니다. OB맥주는 부동의 1위였습니다. 1994년 지하 150m 천연 암반수의 하이트가 등장합니다. OB는 시장점유율 38%까지 떨어집니다. 2등으로 추락한 회사가 1등으로 가기 어렵습니다. 조직 내 패배감, 열등감 극복이 과제입니다. 장인수 회장 체제로 전환한 OB 맥주는

14년 후 선두를 탈환합니다. 장인수 회장님이 말하는 기업의 승패는 '구성원의 의식변화'입니다. OB맥주 직원의 의식변화에 장인수 회장의 소통 리더십이 있습니다.

청년 장인수는 군 제대 후 삼풍제지(1978년) 경리로 입사합니다. 태권도 공인 6단과 활발한 성격으로 영업 부서를 지원했지만 보직은 계속 경리입니다. 80년 2월. 진로 신입사원 채용 공고를 보고 입사 지원합니다. 1979년은 율산과 제세산업의 부도로 사회 분위기가 흉흉했습니다. 80명 모집에 4천 명이 지원했습니다. 영업파트 40명 중 고졸은 12명. 입사 후 고졸과 대졸의 차이가 있습니다. 오기가 생긴 장인수는 '동기보다 먼저 성공하는 사람이 되겠다'고 다짐합니다. 3남 1녀의 장남으로 동생은 교사, 세무사, 박사입니다. 자격지심, 아픔이 장인수를 강하게 만들었습니다.

1998년 IMF. 많은 사람에게 고난과 절망을 준 이름입니다. 은행이 망하고, 기업이 도산했습니다. 외환 위기에도 장인수는 부장으로 승진했고, 99년 12월 임원 발령을 받습니다. 장인수는 생각합니다. '나 같은 사람이 임원이 된 것은, 주변을 위해 살라는 의미'라고. 2003년 5월 진로는 법정관리를 받습니다. 40여 명의 임원 중 5명만 생존했고, 장인수가 포함되었습니다. 긍정의 마음으로, 주변 사람들을 생각했기에 가능했습니다. 그리고 또 다른 위기. 하이트 주조/주정 대표로 발령받았을 때, 주위에서 장인수는 끝났다고 말했습니다. 전임자들의 수순은 그랬습니다.

장인수는 생각합니다. 회사는 혼자서 못 움직인다. 직원이 함께 움직여야 회사가 움직입니다. 하이트 주조/주정에서 장인수는 직원의 마음을 삽니다. 200여 직원을 15명씩 조를 짜, 매일 회식을 합니다. 모든 참석자의 건배사와 제안을 듣습니다. 직원들의 의견을 소중히 여기고, 할 수 있는 것은 실행합니다. 직접 쓴 편지를 직원에게 보내고, 200여 직원 생일을 챙깁니다. 대표이사지만 영업 상무 역할도 합니다. 지역 특산물을 감사의 편지와 함께 거래처에 보냈습니다. 거래처 경조사도 챙깁니다. 특히 조사는 일을 도왔습니다. 심지어 장지까지도 따라갔습니다. 장인수의 노력으로 하이트 주조/주정은 정상 경영을 합니다.

하이트 주조/주정에서 주류 인생을 끝낼 것이란 예상은 보기 좋게 빗나갔습니다. OB의 끈질긴 스카우트 제의를 받아들인 장인수. 2010년 1월 OB 맥주 부사장 겸 영업본부장으로 입사합니다. 당시 OB의 마켓쉐어는 40%. 2011년 8월. OB의 마켓쉐어는 50%로 상승합니다. 장인수는 홍보팀과 마케팅 팀에 말합니다. 아직은 샴페인을 터트릴 때가 아니다. 2012년 3월. 55%의 마켓쉐어를 확인한 후, 14년 만에 OB 맥주의 선투 탈환을 알렸습니다. OB 맥주처럼 부동의 1위에서 2등으로 추락한 후 다시 선두가 된 기업은 없습니다. 그만큼 대단한 일입니다. 장인수의 노력과 헌신으로, 구성원을 한 방향으로 결집했기에 가능한 일입니다.

장인수는 말합니다. 경영 목표는 숫자가 아니다. 장인수는 자신의 경험을 살려 웃음 넘치는 회사, 월요일에 출근하고 싶은 회사를 만들려 합니다. OB 맥주는 민주노총, 한국노총이 있습니다. 노조의 준법 투쟁도 없었습니다. 직원이 대표이사를 신뢰했기에 가능한 일입니다. 장인수는 변화를 수용하고 소통으로 직원 신뢰를 얻습니다. 섬김의 리더십을 실행합니다. 제품 대신 자신을 판매하는 신뢰 마케팅, 마음을 움직이는 소통 리더십, 가슴으로 영업하는 실행력, 하나되는 조직을 만드는 협업 문화. 장인수 회장님의 고뇌와 노력이 보입니다.

스스로 모자람이 많아 여기까지 왔다는 장인수 회장님의 마지막 말씀입니다.

(여러분 힘드시죠. 그래도) 한 번 더, 도전하세요.

이끌지 말고
따르게 하라(경기북부 상공회의소 조찬 강의)

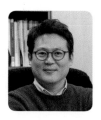

김경일 교수(아주대학교)

유튜브 세바시(세상을 바꾸는 시간 15분)를 통해 김경일 교수님을 알고 있었습니다. 이끌지 말고 따르게 하려면, 한국의 리더는 어떻게 해야 할까요. 한국인의 특성을 알면, 관계가 부드러워집니다. 접근 approach 동기와 회피avoidance 동기, 나와 우리Me & We, 훈수 문화, 관계 중심적 사고를 통해 '따르게 하는 방법'을 보겠습니다.

코로나19를 계기로 미국, 유럽은 셧다운되었습니다. 한국은 질병관리본부와 의료진의 노력, 국민의 자발적 동참으로 코로나 방역의 모범 사례를 보여주고 있습니다. 그들은 한국이 어떻게 정상적인 생활이 가능한지 궁금합니다. 우리는 위기와 재난 극복이 특기인 나라입니다. 우리는 부모에게 IQ와 성격을 물려받습니다. 300년 전과 정치, 경제, 문화의 특징은 변했지만, IQ와 성격, 심리는 거의 변하지 않았습니다.

인류의 기원이라 생각되는 호모 사피엔스는 아프리카에서 출발해 각지에 자리 잡았지만, 한민족 조상은 극동아시아까지 왔습니다. 한국의 여름은 40도까지 오르고 겨울은 영하 20도까지 떨어집니다. 지금은 주택과 난방, 보온성이 좋은 옷 덕분에 큰 문제가 되지 않지만, 1000년 전에는 고난의 원인이었습니다. 그래서인지 한국인은 낙천적인 사람이 없습니다. 우리 기준엔 낙천적인 사람이 있지만, 국제적 기준으로 보면 진지하고 심각한 민족입니다.

국제 낙천성 기준은 '1년에 스트레스 받는 횟수가 3회 미만', '사업실패/대입 실패 후 3일 이후에 괴롭지 않다', '시험 전날 불안하지 않다'입니다. 나이지리아를 비롯한 아프리카엔 이런 사람이 전체의 40% 정도입니다. 우리는 아프리카 사람의 낙천성을 게으르다고 합니다. 그들은 스트레스 받지 않고, 느긋한 성격입니다. 적게 가져도 행복하고, 쉽게 만족하는 뇌를 가졌습니다. 반면 한국인은 많이 가져야 행복한 뇌를 물려받았습니다.

한국인은 놀 때도 부지런합니다. 유럽에 온 한국인은 복장만 관광객이고, 행동은 근로자입니다. 새벽 4시에 일어나며, 간혹 5시에 일어나면 늦었다고 욕먹습니다. 유럽 렌트카 업체는 '7일간 주행거리'로 한국인을 압니다. 한국인 1만 8백 명을 조사해 보니, 7일의 렌트 기간에 평균 3672km를 주행합니다. 한국인의 특성은 보편적 인류와는 다릅니다. 한국인은 좋은 머리로 열심히 공부하고 일합니다.

한국인은 단순하다는 표현을 부정적으로 생각합니다. 반면 영미권의 단순성straightforward은 좋은 성격입니다. 한국의 단순성은 바보라는 의미에 가깝습니다. 영어로 번역하기 어려운 감정 표현이 많습니다. 마뜩찮다. 삐졌다. 화난다 등의 중간 과정이 있습니다. 이처럼 한국인은 미사여구가 중요합니다. 진심으로 중요한 얘기를 하면 상대는 잔소리로 듣습니다. (미사여구 없는) 잔소리는 옳은 말이라도 기분 나쁩니다. 한국인의 특성입니다.

인간의 두 욕망은 접근과 회피의 동기입니다. 접근동기(approach; 좋아하는 것, 하고 싶은 것을 하는 것)의 성공과 실패는 행복과 슬픔으로 이어지며, 회피동기(avoidance; 나쁜 것을 피하는 것)는 안도감과 불안/공포로 이어집니다. 당장 해야 하는 일은 불안과 공포를 자극하는 회피방식이 좋습니다. 그러나 시간이 지나면 무뎌집니다. 하고 싶은 일을 하는 접근 동기는 오래 해서 천천히 결과가 나오는 일에 적합합니다.

명의로 소문난 의사의 특징을 조사했습니다. 나이 든 사람에는 '회피' 방식을, 젊은 사람에겐 '접근' 방식으로 대했습니다. 나이 든 사람에게는 직접적으로 투약을 설명합니다. 환자는 심드렁한 반응을 보입니다. 명의는 환자가 좋아하는 것을 살핀 후 5번째 방문하면 동의로 접근합니다. 도봉산 등산을 좋아한다면, 5번째 만남에서 목소리 톤을 바꿔, 꾸준히 2년만 하면 도봉산 정상에 다시 올라

갈 수 있다고 합니다. 환자는 감동합니다.

우리는 나Me라는 표현보다 우리We라는 표현이 익숙합니다. 관계주의 문화(한국)로 집단주의(일본)와는 다릅니다. 관계주의의 자아는 복잡하나, 집단주의 자아는 단순합니다. 일본은 집단이 무너지면 자아도 무너집니다. 2차 대전 패망 후 학교 선생님도 항복했습니다. 일본의 전쟁은 왕을 잡으면 끝입니다. 우리는 왕이 잡히면 전쟁 시작입니다. 이처럼 한국과 일본은 서로를 이해할 수 없습니다.

한국인의 자기소개서엔 자기 얘기가 없고, 관계 얘기가 있습니다. 엄한 아버지와 자애로운 어머니 밑에서 2남 1녀의⋯ 이런 식으로 시작됩니다. 일본의 자기소개서는 (서양처럼) 자기 얘기를 합니다. 한국에서 일본처럼 자기소개서를 쓰면, 되바라진 사람이라 판단합니다. 이처럼 관계를 중시하니, 칭찬에도 관계를 고려해야 합니다. "요즘 젊은이들답지 않게"라는 말은 동년배와의 관계를 무시한 말이라, 칭찬이 아닙니다.

이런 관계성은 훈수 문화에도 나타납니다. 영어엔 훈수라는 표현이 없습니다. help, assist란 표현은 적절하지 않습니다. 리더의 지시, 훈수는 옆 팀에서 둡니다. 내 부하가 훈수를 잘 받게 하려면, 남의 부하에게도 잘해야 합니다. 이런 특성은 사자 무리에서도 보입니다. 각 팀의 보스가 모여 큰 무리로 사냥합니다. 사냥을 도와준 다른 팀원에게도 몫을 분배합니다. 그러니 사냥 성과가 좋습니다. 사자는 능력의 절대치보다, 분배하는 모습으로 왕을 뽑습니다.

한국인의 관계주의. 사람 때문에 힘들 때, 마치 뼈가 부러진 것처럼 아픔을 느낍니다. 뇌를 연구하니 같은 부분이 자극받습니다. 사람 때문에 상처받으면 3가지를 하세요. 평소보다 좋은 음식을 좋은 장소에서 먹어라. 편안하고 당당한 자세를 유지하라. 마사지를 받거나 안마의자, 뜨거운 욕조에 몸을 담그는 것도 좋습니다. 그리고 잠을 잡니다. 사람 때문에 고통 받은 날 위 3가지를 무조건 하세요. 하지 않으면 언젠가 탈진합니다.

정리하겠습니다.

한민족은 외세와 가혹한 기후환경에서 생존을 위해 치열하게 살았습니다. 부모로부터 물려받는 IQ와 성격으로, 한국인은 낙천적인 사람이 없습니다. 일할 때뿐 아니라 놀 때도 치열하게 놉니다. 한국인의 심리는 복잡하며, 진정성과 함께 관계를 중시합니다. 표현할 때도 주의해야 합니다. 한국인 특유의 관계주의는 조직을 이끄는 데도 영향을 미칩니다. 자기 조직뿐 아니라, 이웃조직까지 챙기는 관계가 필요합니다. 관계에서 받는 상처는 상당한 고통이므로, 자신을 잘 추스르세요.

경영자가 남겨야 할 것이
무엇인가(인간개발연구원 조찬강의)

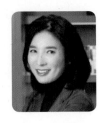

강윤선 대표(준오헤어)

교육회사라 해도 전혀 손색없는 뷰티그룹 준오헤어 창업자 강윤선 대표. 40년의 기업문화가 예술입니다. 경영자가 남겨야 할 것이 무엇인지 유쾌하면서 재미있게 알려줬습니다. 준오는 교육에 목숨을 건 기업입니다. "나는 세상을 강자와 약자, 성공과 실패로 나누지 않는다. 나는 세상을 배우는 자와 배우지 않는 자로 나눈다."는 생각으로 직원들을 교육했습니다.

1982년 성신여대에서 시작된 미용실이 2017년 현재 124개의 살롱과 2500명의 직원을 가진 세계 최대의 미용 브랜드가 되었습니다. 2005년 웰라가 선정한 세계 10대 헤어브랜드, 2007년 스페인 바르셀로나 헤어 디자인 경연대회에서 최고인 금상을 수상했습니다. 준오헤어입니다. 강윤선 준오헤어 대표의 강의를 들었습니다.

강윤선 대표는 18세에 미용에 입문했습니다. 미용실 언니에게 미용을 배울 때 '돌돌돌 말아봐', '콕 찔러봐' 이렇게 배웠고, 후배에게 같은 방식으로 가르쳤습니다. 강 대표는 내가 하는 일을 제대로 해보자고 결심합니다. 제자가 준비되면 스승이 나타난다고 합니다. 영국의 비달 사순이 미용을 체계적으로 가르칩니다. 남편과 상의하면 반대할 것을 알았기에 부동산 사장님과 상의해 집을 팔고, 그 돈으로 20명의 직원들과 함께 영국 유학을 떠납니다.

영국 유학에서 체계적인 교육 시스템과 미용 용어를 배웁니다. 강 대표는 머리를 제자리에서 잘랐습니다. 머리가 둥글다는 것을 제대로 인식하지 못했기 때문입니다. 영국에선 디자이너가 움직이며 잘랐습니다. 결과가 다른 것이 당연하죠. '어떤 직업이든 제대로 배우지 못하면 제대로 하지 못한다'는 것을 깨달은 강 대표는 청담동에 아카데미를 개설했습니다. 작년에 대만, 홍콩, 싱가포르, 중국에서 3000명이 아카데미를 거쳐 갔습니다.

미용은 가위 하나만 있어도 진입할 수 있지만, 직원의 자긍심이 낮아 쉽게 그만둡니다. 미용의 장점은 정년퇴직이 없고, 남/녀와 학벌, 외모의 차별이 없습니다. IT와 인공지능 시대에도 사람만이 할 수 있는 일입니다. 그럼에도 이직률이 높은 이유는 직원들 스스로 자부심이 없기 때문입니다. 미용 아카데미 과정을 수료하면 졸업식을 치렀습니다. 미용 스텝에서 프로가 되었다는 자부심을 심어준 것입니다. 첫 졸업생 1명에서, 지금은 1년에 2회 200~300명이 데뷔하고 프로가 됩니다. 준오의 졸업식은 세계적 트렌드가 되었습니다.

미용은 인센티브제로 자기 고객만큼 수입이 생깁니다. 강 대표는 연수입 1억인 26명의 직원을 만납니다. 그들은 눈빛과 말, 행동이 다릅니다. 직업에 대한 의식도 다릅니다. 강 대표는 연수입 1억인 사람을 따라갈 수 있다고 생각되는 직원을 골라 멘토/멘티 제도를 시행합니다. 수년 후 2천 명 직원 중 270명이 연수입 1억을 달성했습니다. 누군가는 꿈을 꿉니다. 그리고 이뤄냅니다. 그 한 명이 롤 모델이 됩니다. 지금은 연수입 1억 5천인 자도 수십 명입니다. 가위 하나로 이뤄낸 실적입니다.

미용은 어떻게 배울까요? 미용사가 미용 책만 본다고 미용을 잘할 수는 없습니다. 손님 귀도 잘라보고 맞아보기도 하고 땀 흘리고 노력해야 합니다. 인생에서 2번은 땀을 흘려야 합니다. 45세까지 흘린 땀은 구슬땀입니다. 실력만 믿고 45세까지 땀 흘려 노력하지 않으면 나이 들어 식은땀을 흘리게 됩니다. 강 대표는 자신의 경험을 바탕으로 체력의 나이인 45세까지 많은 경험을 하라고 합니다. 동시에 그릿Grit을 강조합니다. 그릿은 끝까지 해내는 힘, 한계에 도달했다 느낄 때 한 걸음 더 내딛는 것입니다.

삼겹살을 좋아하는 강 대표는 분당의 어느 삼겹살집에 갔습니다. 식사 시간이라 사람이 많아야 하나, 식당 안은 조용했습니다. 불길한 예감을 뒤로하고 고기를 주문했습니다. 파무침은 말라비틀어졌고 삼겹살은 등이 굽었습니다. 삼겹살집 사장님은 정부 정책이 문제고, 기름값이 너무 비싸고 해서 장사가 안 된다고 합니다. 삼겹살집이 왜 안되는지 사장님만 모릅니다. 문제의 원인과 해결책은 스스로 찾아야 합니다. 남 탓과 환경 탓을 하면 상황은 변하지 않습니다. 내 인생은 내 책임입니다.

강 대표의 유년 시절은 잿빛입니다. 국민학교 졸업생 1천 명 중 배정원서 값이 없어 중학교를 진학하지 못한 사람이 2명 있었습니다. 고아원에서 학교를 다닌 사람과 강윤선 학생뿐이었습니다. 강 대표의 아버지는 몸이 아파, 어머님이 품팔이를 하며 생계를 꾸렸습니다. 아버지는 효도하라고 합니다. 책은 보지 말고 초등학교 졸업하면 공장에서 일하라고 합니다. 또래의 친구들과 놀다 해질 무렵이면 친구들은 엄마를 따라 집으로 갑니다. 강 대표는 자신을 찾는 엄마가 없습니다. 어두워지면 사람들과 헤어진다는 트라우마가 생겼습니다. 어느 날 주머니에 있는 200원으로 동네 문구점에서 데일 카네기의 책을 구입합니다. 초등학생이 보기에도 재미있었나 봅니다. 그때부터 강 대표는 책 중독이 되었습니다.

강 대표 자신이 책을 통해 성장했기에, 직원에게도 책 읽기를 권유했습니다. 그랬더니 다음 날 직원이 출근하지 않았습니다. 강 대표는 생각했습니다. '책을 읽는 것은 옳은 일이다. 옳은 일을 하는데, 직원이 나간다고 흔들리지 말자.' 독서경영이란 자신의 원칙을 지킨 것입니다. 직원이 책을 보면 지식과 경험이 쌓이니, 고객의 말을 잘 이해하게 되고 더 좋은 서비스를 제공할 수 있습니다. 책은 저렴하면서 좋은 경험을 할 수 있는 기회입니다. 현재 준오에는 석/박사와 MBA과정까지 마친 직원이 여럿 있습니다.

금 한 돈은 18만 원입니다. 은 한 돈은 얼마일까요? 3천 원입니다. 가난한 작가가 아내 생일 선물로 은반지를 사러 티파니에 갑니다. 은반지 가격은 57만 원입니다. 작가는 놀랍니다. 은반지가 맞는지 확인합니다. 티파니 직원은 말합니다. 은반지가 아니라 티파니라 합니다. 강윤선 대표는 미용을 티파니로 만들었습니다. 강윤선만의 철학으로 명확한 목표를 정하고 실천했습니다. 자신의 인생은 자신이 책임진다는 마음가짐으로 자신에게 주어진 환경에 대응했습니다.

그 결과 민족의 준오, 세계의 준오가 되었습니다.

강윤선 대표는 이렇게 강의를 마무리합니다.

"가난하고 못 배워서 성공하기 더 좋았다. 적어도 내겐 그랬다. 못 배웠기 때문에 부족했고, 항상 그 부족함을 채우려고 노력했다."

공부는 망치다
: (백강포럼 강의)

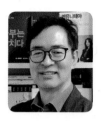

유영만 교수(한양대학교)

서양 철학사에서 니체는 망치를 든 철학자입니다. 니체에 영향을 받아서인지, 유영만 교수는 "공부는 망치다"라고 말합니다. 망치로 생각의 틀을 부수라는 의미입니다. 유영만 교수의 망치 공부를 알아보겠습니다.

충북 음성에서 태어난 유영만은 자연이란 놀이터에서 생태적 상상력을 얻습니다. 고욤나무에 감나무 가지를 접붙이면 감이 열립니다. 지식도 마찬가지입니다. 내 몸에 상처를 내고 다른 사람의 지식을 접붙이면 지혜의 열매가 맺힙니다. 자연은 스승이자 놀이터입니다. 도요새는 지렁이를 먹습니다. 비가 오면 지렁이는 땅으로 올라옵니다. 비가 오지 않으면 도요새는 부리로 땅을 두드립니다. 지렁이는 비 오는 줄 착각해 땅 위로 올라와 도요새 뱃속으로 갑니다. 자연의 생명체는 각자의 생존 방식이 있습니다. 유영만은 자연에서 많은 경험을 했습니다.

수도공고에 진학한 유영만은 용접을 배웁니다. 용접시험에서 철판에 구멍을 냈습니다. 이후 철판을 생각하면 보름달이 떠오릅니다. 철판에 구멍을 낸 경험이 있기 때문입니다. 체험한 상상력만 창조로 갈 수 있습니다. 새로운 상상력이 떠오르지 않으면 창조는 없습니다. 기존 개념이 가진 관념과 단절할 때, 기존 개념에 새로운 의미를 부여하고 변경할 때 새로운 인식의 창이 열립니다.

유영만은 공고생이 사법고시를 패스한 수기를 읽습니다. 유영만도 고시를 준비하다 그만둡니다. 사법고시 대신 책 읽는 재미에 빠집니다. 노동으로의 공부와 놀이로의 공부가 있습니다. 노동의 공부는 남에게 보여주기 위한 것으로 이해타산과 과시를 목적으로 하고 결과 중심의 공부입니다. 놀이의 공부는 자기다움과 겸손이 따르고 과정을 중시하는 공부입니다. 10년 놀이 공부를 한 유영만에게, 양적 축적에 따른 질적 변화가 생깁니다. 주제만 정해지면 빠른 속도로 책을 쓰는 내공이 생깁니다. 유영만의 독서는 정독입니다. 머리로 생각하고 가슴으로 느끼고 손으로 메모하며 몸으로 실천합니다. 내 삶으로 실천하고 체험적 깨달음이 왔을 때 비로소 독서는 완성됩니다.

대한민국 국민의 하루 평균 TV 시청시간은 1시간 53분. 독서시간은 6분. 3명 중 1명은 1년에 책 한 권도 읽지 않습니다. 피가 부족하면 빈혈입니다. 부족한 공부로 어휘가 모자라면 빈어증貧語症입니다. 언어가 부족하고 틀에 박히면 생각도 굳어집니다. 내가 사용하는 단어의 세계가 내가 생각하는 세계를 규정합니다. 호기심을 기반으로 상상하고 질문해야 합니다. 공부는 호기심의 물음표를 던져 감동의 느낌표를 찾아 떠나는 여행입니다. '원래 그래', '그건 당연한 거야' 하면 창의력이 사라집니다.

책상의 진리와 일상의 진리. 무엇이 더 강할까요? 유영만은 삼성인력개발원에서 이론과 현실의 차이를 경험합니다. 책상에서 배운 관념이 격전의 현장에서 무기력하게 흩어지는 경험을 합니다. 차가운 지성의 칼날이 뜨거운 현실의 문제 앞에서 녹아내렸습니다. 책상에서의 공부와 현장에서의 경험이 조화를 이뤄야 합니다. 책상에서만 공부하면 알지 못합니다. 현실에서의 경험과 책상에서의 지식이 쌓여야 지혜가 생깁니다.

스스로 학습하는 인공지능 알파고가 이세돌 9단을 이겼습니다. 산업화 시대에 기계는 인간의 근력을 대체했습니다. 4차 산업혁명은 기계가 인간의 두뇌를 대체합니다. 기계가 할 수 없고, 사람만 할 수 있는 일은 무엇일까요?

첫째, 호기심에 바탕을 둔 질문입니다. 기존의 관점이 아닌 새롭게 보는 능력입니다.

둘째, 감수성에 바탕을 둔 공감력입니다. 타인의 아픔을 이해하고 수용할 수 있어야 합니다.

셋째, 상상력에 바탕을 둔 창의력이 필요합니다. 닮지 않은 것에서 닮은 것을 찾는 은유적 연결이 필요합니다.

넷째, 실천적 지혜로 문제해결력을 가져야 합니다. 책을 통한 학습과 경험이 축적되어야 합니다.

망치로서의 공부는 틀에 박힌 생각의 타성을 깨부수는 공부입니다. 알고 있는 것을 잊고 다시 학습하는 공부입니다. 그러나 다행스러운 점이 있습니다. 모든 창조는 기존의 생각을 참조해서 만든다는 것입니다. 남의 것을 주워 내 것으로 만들고 새것으로 만들면 됩니다. 색다른 개념의 창조와 이질적인 지식융합으로 가능합니다. 내가 좋아하고 관심이 있는 공부를 해보세요. 공부가 아니라 놀이가 됩니다.

케어링에서 가족요양을 시작하세요

케어링에서 가족요양 보호사님이 받으실 수 있는 급여는

90분 기준
연 1,056 만원

✔ 가족요양 (90분)
28,400원

✔ 가족요양 (60분)
21,200원

✔ 일반요양 (시급)
11,400원

케어링은 정부가 정한 인건비 비율보다 높은 기준으로 급여를 제공합니다.

이미 전국에 1300명이 넘는 선생님들이 높은 급여를 받고 계십니다. 지금 바로 전화주세요.

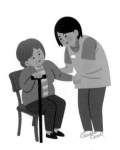

 케어링 방문요양   **1522-6585** ☎

www.caring.co.kr

출간후기

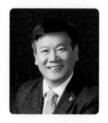

권선복

도서출판 행복에너지 대표이사
열린사이버대학교 사회복지학과 특임교수

수면은 우리 생활에 중요한 한 축을 담당하고 있습니다. 당장 하룻밤만이라도 잠을 못 자면 그날 하루가 엉망이 되는 경험을 하게 됩니다. 질 좋은 수면은 웰빙 라이프의 필수 요소이며, 특히나 스트레스가 많은 현대 사회를 살아가는 우리들에게 무엇과도 바꿀 수 없는 휴식입니다.

본 서는 그러한 아늑한 수면을 취할 수 있도록 도움을 주는 팁으로 구성되어 있습니다. 불면의 원인과 해결책을 제시하여 독자 여러분들로 하여금 충분한 양질의 수면을 취할 수 있도록 돕습니다. 자세한 설명과 해결책을 읽다 보면 불면을 겪고 있는 독자 분들에게 큰 도움이 될 수 있으리라 믿습니다. 저자님의 말처럼 "실용적이고 즉각적인 해법을 주는 불면증 책"이라고 할 수 있겠습니다.

코골이 남편, 불면증 아내

윌리엄 셰익스피어는 "좋은 잠이야말로 자연이 인간에게 부여해 주는 살뜰한 간호부다."라는 말을 남겼습니다. 세르반테스 역시 "수면은 피로한 마음의 가장 좋은 약이다"라고 하였습니다. 안락한 잠의 휴식이 없다면 우리 삶은 훨씬 팍팍하였을 것입니다.

질 좋은 수면을 통해 우리 삶의 질도 한층 올라갑니다. 지나치게 많이 자는 것도 건강하지 않지만, 적게 자는 것은 정신적, 육체적으로 여러 가지 장애를 불러일으킵니다. 특히 불면증은 자고 싶어도 잘 수 없는 최악의 형벌로, 자지 못하게 하는 것을 고문으로 이용할 수도 있을 만큼 겪어서는 안 될 일일 것입니다.

본 서를 통해 많은 독자님들이 잠을 자지 못했다면 푹 잘 수 있게 되고, 질이 좋지 않은 얕은 잠을 자 왔다면 꿈 없이도 푹 잠들 수 있는 상쾌한 경험을 하게 되길 바랍니다.

현대사회는 과거에 비해서 훨씬 복잡하고 수많은 자극을 경험하게 하는 사회입니다. '잠들지 않는 거리'로 밤에는 네온사인이 환하게 밝혀져 있고 시끄러운 소리도 끊이지 않는, 어찌 보면 푹 잠들기 어려워진 사회라고 볼 수도 있습니다.

그러나 이런 사회일수록 우리가 해내야 할 일상의 업무도 증가하고 있기에, 건강을 놓치지 않으려면 충분한 휴식을 통하여 신체에 안락과 기쁨을 줄 줄 알아야 하겠습니다. 그런 의미에서 이렇게 불면증의 해결과 행복한 수면을 취할 수 있도록 돕는 책이 나왔음이 참으로 시의적절하고 기쁜 일로 여겨집니다.

잠은 보약 중에서도 가장 중요한 보약일 것입니다.

부디 독자 여러분의 머릿속에 상쾌한 에너지가 팡팡팡!! 솟아나 행복하고 깊은 잠을 푹~ 잘 수 있게 되기를, 그리하여 나날이 기쁘고 활력 충만한 나날이 이어질 수 있기를 기원드리며 기운찬 행복에너지 선한 영향력과 함께 마법을 걸어 보내 드리겠습니다.

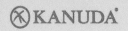
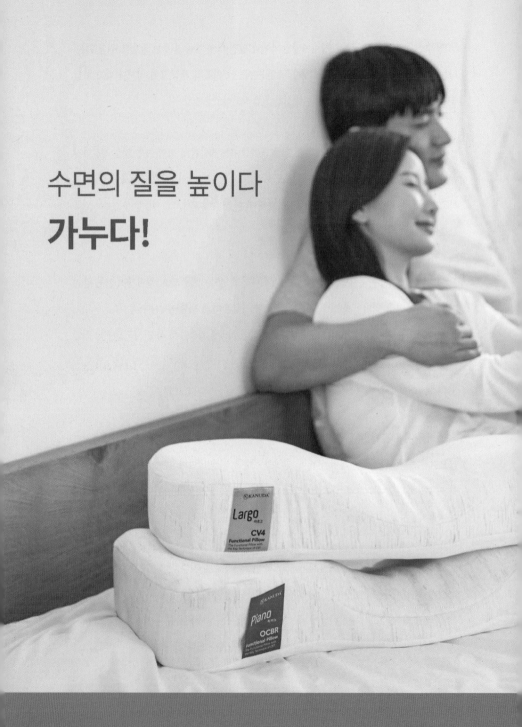

수면의 질을 높이다
가누다!

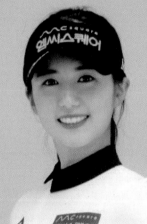

이세희 프로의 **애착**베개

슬립스퀘어
스마트베개

뇌파동조화 기술을 통한 **숙면유도**부터
자이로스코프 센서를 통한 **수면모니터링**까지

"슬립스퀘어 하나로 끝내는 숙면관리"

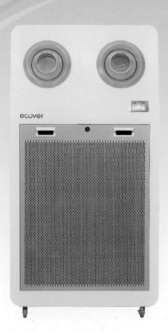

Uni-Q 슈퍼메가 **All-in-One** 필터시스템

3가지 필터와 광촉매 필터의 결합으로
초미세먼지, 유해가스, 바이러스, 세균을 제거하는 공기정화 시스템

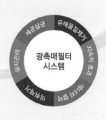

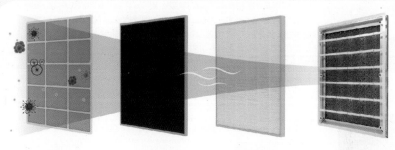

1 STEP	2 STEP	3 STEP	4 STEP
프리필터	카본필터	헤파필터	광촉매 필터
큰 입자와 부유물질 제거	포름알데히드 화학약품 냄새 제거	PM2.5 PM 0.3~0.5 등 미세입자 제거	각종 바이러스 알레르기까지 살균제거

Uni-Q 슈퍼메가 **특장점**

 최대면적 케어
최대 1,121㎡/340평형까지 청정케어

 에너지 효율성 및 사용자 편의
BLDC 모터적용으로 저소음 및 저전력

 공간 효율성 및 안전성
최소 설치면적과 안전성을
고려한 디자인 및 설계

 실내 오염도에 따른 자동운전
미세먼지, TVOC 4단계 상태표시

 IoT 솔루션
PC, SMART 폰을 이용한
통신제어가 가능

 All-in-One 필터시스템
3단계 필터와 광촉매 필터,
이온클러스터 기술의 결합으로
각종 유해물질, 바이러스 제거

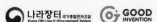

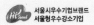

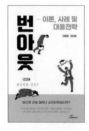

번아웃: 이론, 사례 및 대응전략

이명호, 성기정 지음 | 값 25,000원

최근 사회적으로 큰 이슈를 불러일으키고 있는 '번아웃 증후군'에 학문적으로 접근하여 이론적인 기반을 세우는 한편 사례조사를 통한 대응 원칙을 세우는 것을 목표로 하고 있는 책이다. 번아웃의 원인, 결과, 그리고 이에 대한 대응전략이라는 큰 틀 속에서 번아웃의 증상을 유형화하고, 번아웃 이론을 소개하였으며, 번아웃의 측정문제를 다루었다. 특히 의사들을 연구대상으로 한 저자의 박사학위논문 연구결과를 사례로 제시하여 현장성을 높였다.

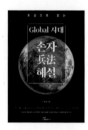

초심으로 읽는 글로벌 시대 손자兵法 해설

신병호 지음 | 값 25,000원

이 책은 2500년이 지나도 그 가치가 퇴색되지 않는 고전 중의 고전, 손자병법을 깔끔한 해설과 학습자료를 구비하여 재탄생시킨 저서이다. 저자 신병호 장군의 군 복무 및 강의 경력에 기반해 한글뿐만 아니라 중국어 원문과 영어해석을 곁들이고 '러블리 팁'과 오늘의 사유(思惟)를 통해 자기계발과 인문학적 지식을 모두 가져갈 수 있도록 돕는 신개념의 손자병법 해설서다.

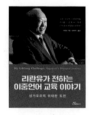

리콴유가 전하는 이중언어 교육 이야기

리콴유 지음, 송바우나 옮김 | 값 22,000원

이번에 번역 출간되는 『리콴유가 전하는 이중언어 교육 이야기』는 리콴유 초대 싱가포르 총리가 싱가포르 건국 후 적지 않은 반대에도 불구하고 싱가포르를 이중언어 사용 국가로 변모시켜 나가는 과정, 그리고 그 후의 평가를 담고 있다. 비록 많은 점이 다르긴 하나 정치, 경제, 문화의 세 가지 차원에서 과감하게 전개된 싱가포르 이중언어 교육 정책의 역사는 대한민국에도 큰 화두가 될 수 있을 것이다.

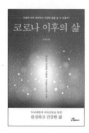

코로나 이후의 삶

권기헌 지음 | 값 16,000원

본서는 2020년 COVID-19 사태를 맞이해 이미 시작되고 있는 전 세계적 새로운 패러다임 속에서 참된 나를 찾아가는 여정을 설명하고 있다. 나는 육신에 갇힌 좁은 존재가 아니라 무한하고 완전한 존재라는 것이 이 책이 담고 있는 생의 비밀이자 핵심이다. 저자가 소개하는 마음수련의 원리를 따라가면 어느새 본서에서 제시하는 몸과 마음에 관한 비밀에 매료되는 자신을 발견하게 될 것이다.

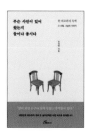

무슨 사연이 있어 왔는지 들어나 봅시다

손상하 지음 | 값 25,000원

전직 외교관이 외교현장에서 직접 겪은 생생한 이야기를 가감 없이 소개하는 흥미진진
한 수필집이다. 첩보 영화를 방불케 하는 외교 작전에서부터 우리가 모르는 외교현장의
뒷이야기, 깊은 인간적 비애가 느껴지는 역사의 한 무대까지 저자의 생각과 여정을 따라
가다 보면 마치 현장에 와 있는 것만 같은 실감과 함께 세계 속 대한민국의 위치를 돌아
볼 수 있는 사색을 제공할 것이다.

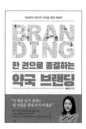

한 권으로 종결하는 약국 브랜딩

심현진 지음 | 값 17,000원

600명 이상의 약사 회원을 단 6개월 만에 끌어들이며 다양한 채널을 통해 많은 약사
들의 멘토로 활약 중인 저자 심현진 약사는 경쟁사회 속에서 살아남는 유일한 방법은
차별화된 퍼스널 브랜딩이라고 단언한다. 경험에 기반한 퍼스널 브랜딩의 명확한 가
이드라인을 제시하는 한편 약사라는 직업에 대한 깊은 고찰을 바탕으로 모두가 함께
승리자가 될 수 있는 방법을 제시하는 점이 인상적이다.

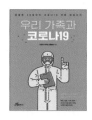

우리 가족과 코로나19

이승직, 박희순, 류동원 지음 | 값 17,000원

제천에서 강의와 기업컨설팅을 진행하며 평범한 생활을 하고 있던 저자가 예상치 못
하게 코로나19에 감염되어 격리입원한 후 약 한 달여간의 치료 및 회복 기록을 기반
으로 작성한 이 투병 수기는 세계적인 미증유(未曾有)의 난국을 이겨내는 데에 있어
서 가족, 이웃 그리고 사람들 간의 연대와 따뜻한 마음의 나눔이 얼마나 소중한지에
대해서 이야기하고 있다.

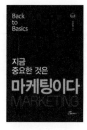

지금 중요한 것은 마케팅이다

신윤창 지음 | 값 20,000원

신윤창 저자의 이 책『지금 중요한 것은 마케팅이다』는 전사적 마케팅 개념을 기반으
로 하여 마케팅의 원론을 풀어나가고 있는 책이다. 마케팅을 진행하는 사람이라면
꼭 알아야 하는 전략들을 읽기 쉽고 일목요연하게 이해될 수 있도록 돕고 있다. 더불
어 저자 본인이 실제 수행했던 마케팅 전략을 통해 실제 마케터의 위치에 선 독자들
의 고민과 갈증에 도움을 줄 수 있는 가이드북이 될 것이다.

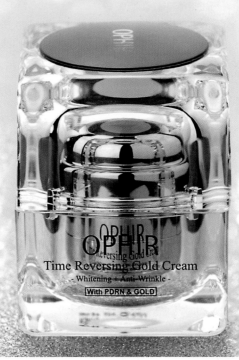
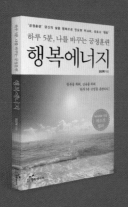

'행복에너지'의 해피 대한민국 프로젝트!
〈모교 책 보내기 운동〉

대한민국의 뿌리, 대한민국의 미래 **청소년·청년**들에게 **책**을 보내주세요.

많은 학교의 도서관이 가난해지고 있습니다. 그만큼 많은 학생들의 마음 또한 가난해지고 있습니다. 학교 도서관에는 색이 바래고 찢어진 책들이 나뒹굽니다. 더럽고 먼지만 앉은 책을 과연 누가 읽고 싶어 할까요?
게임과 스마트폰에 중독된 초·중고생들. 입시의 문턱 앞에서 문제집에만 매달리는 고등학생들. 험난한 취업 준비에 책 읽을 시간조차 없는 대학생들. 아무런 꿈도 없이 정해진 길을 따라서만 가는 젊은이들이 과연 대한민국을 이끌 수 있을까요?

한 권의 책은 한 사람의 인생을 바꾸는 힘을 가지고 있습니다. 한 사람의 인생이 바뀌면 한 나라의 국운이 바뀝니다. **저희 행복에너지에서는 베스트셀러와 각종 기관에서 우수도서로 선정된 도서를 중심으로 〈모교 책 보내기 운동〉을 펼치고 있습니다.** 대한민국의 미래, 젊은이들에게 좋은 책을 보내주십시오. 독자 여러분의 자랑스러운 모교에 보내진 한 권의 책은 더 크게 성장할 대한민국의 발판이 될 것입니다.

도서출판 행복에너지를 성원해주시는 독자 여러분의 많은 관심과 참여 부탁드리겠습니다.

도서출판 **행복에너지** 임직원 일동

하루 5분, 나를 바꾸는 긍정훈련

행복에너지

'긍정훈련' 당신의 삶을
행복으로 인도할
최고의, 최후의 '멘토'

'행복에너지
권선복 대표이사'가 전하는
행복과 긍정의 에너지,
그 삶의 이야기!

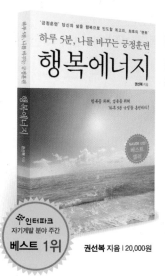

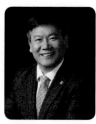

권선복 지음 | 20,000원

권선복

도서출판 행복에너지 대표
영상고등학교 운영위원장
대통령직속 지역발전위원회
문화복지 전문위원
새마을문고 서울시 강서구 회장
전) 팔팔컴퓨터 전산학원장
전) 강서구의회(도시건설위원장)
아주대학교 공공정책대학원 졸업
충남 논산 출생

책 『하루 5분, 나를 바꾸는 긍정훈련 - 행복에너지』는 '긍정훈련' 과정을 통해 삶을 업그레이드하고 행복을 찾아 나설 것을 독자에게 독려한다.

긍정훈련 과정은 [예행연습] [워밍업] [실전] [강화] [숨고르기] [마무리] 등 총 6단계로 나뉘어 각 단계별 사례를 바탕으로 독자 스스로가 느끼고 배운 것을 직접 실천할 수 있게 하는 데 그 목적을 두고 있다.

그동안 우리가 숱하게 '긍정하는 방법'에 대해 배워왔으면서도 정작 삶에 적용시키지 못했던 것은, 머리로만 이해하고 실천으로는 옮기지 않았기 때문이다. 이제 삶을 행복하고 아름답게 가꿀 긍정과의 여정, 그 시작을 책과 함께해 보자.